作業療法士ってすばらしい

～熊本の未来を担う作業療法士の活躍～

責任編集　山野　克明

熊本保健科学大学ブックレット　07

目　次

表紙のイラストについて

作業療法士にとって大切なことは、対象者をひとりの人として尊重することだと思います。その中で対象者の心の中にある希望や願いの実現に向けた支援を行うことが作業療法士の役割であると考え、この絵に込めました。

熊本保健科学大学保健科学部リハビリテーション学科　生活機能療法学専攻３年　　東　千尋

はじめに

責任編集者　山野　克明

熊本保健科学大学ブックレット07は作業療法士がテーマです。

作業療法士とは言うまでもなく、リハビリテーション医療の一翼を担う国家資格を有する専門職です。1966年に20人からスタートしたわが国の作業療法士は9万4241人（2019年4月現在、一般社団法人日本作業療法士協会調べ）を数えるまでになりました。熊本県においても1500人を超える作業療法士が医療・保健・福祉・教育の現場で活躍しています。

熊本県がホームページ上で公表している高齢者関係資料集（2018年8月）によれば、県総人口のうち65歳以上の人口が占める割合を示す高齢化率は2017年において30・0％であり、2025年には33・3％まで上昇することが推計されています。このような高齢化の著しい進行の中において、高齢者やその家族を含め、誰もが要介護状態となっても住み慣れた地域で自分らしい暮らしを続けることができるよう、地域包括ケアシステムの拡充が国の施策として進められています。作業療法士は人の「人生」と「生活」の視点から対象となる人たちを支援する重要な担い手として期待が寄せられています。

しかし、誕生から50年以上経った今でも、「作業療法士がどのような職業なのか、よくわからない」という声を多く耳にします。作業療法のことを「リハビリ」という言葉で表現することも多いようですが、「リハビリ」の専門職には理学療法士や言語聴覚士という職種も含まれます。三つの職種の違いを説明することは、医療の現場で働いている人たちにとっても難しいようです。そこで、一般の方々や医療・保健・福祉・教育の現場で作業療法士とともに活動されている人たちに、あらためて作業療法士という専門職について知って頂こうと企画編集したのが本書です。

本書では、県内の臨床および教育の場で活躍している7人の作業療法士に、日ごろ実践していることや考えていること、これまで経験したことを中心に執筆して頂いています。西聡太氏からは地域包括ケアシステムにおける作業療法士の活動について、2016年4月に発生した熊本地震後の実践も含め概説して頂きます。爲近岳夫氏からは認知症に対する作業療法のあり方について、「予防」と「多職種連携」をキーワードとした実践活動を含め紹介して頂きます。小手川耕平氏からは人の「脳」と「心」に関わる作業療法士の立場から運動を予測する能力について論じて頂きます。田尻威雅氏からは精神科作業療法を専門とする立場から、心と身体の両面からうつ病患者への支援のあり方を解説して頂きます。浦田健太郎氏からは児童や思春期の発達障害を有する人たちに対する作業療法について、具体的な実践を含め詳述して頂きます。岩下夏岐氏からはＪＩＣＡ海外協力隊としてタイで活動した経験をもとに、作業療法士ができる国際協力について解説して頂きます。最後に山野が「作業療法士とはいかなる専門職か」という問いに対し、「思慮」と「仁愛」をキーワードとしながら倫理学的な思考をもって答えを出していきます。

熊本県内で活動する作業療法士が作業療法のすばらしさを書籍としてまとめる営みは、これまではほとんどありませんでした。本書を通して作業療法士への理解が一層進み、作業療法士が地域の中で親しみのある専門職として認知されるようになれば、本書の意義はとても大きいものと思います。

地域包括ケアと作業療法

介護老人保健施設　清雅苑　西　聡太

はじめに

２０１８年現在の日本の高齢化率は27・３％であり、既に超高齢社会に突入しています。さらに、２０２５年には約８００万人いるとされる団塊の世代が後期高齢者になり、介護・医療費などの社会保障費の急増が懸念されることとなり、いわゆる「２０２５年問題」として一般に取り上げられています。この問題に対処する政策として、要介護状態となっても住み慣れた地域で自分らしい暮らしを人生の最後まで続けることができるよう、住まい・医療・介護・予防・生活支援が一体的に提供される地域包括ケアシステムの構築が急務となっています。これからどのような地域連携が期待され作業療法士がどのように取り組んでいるのか、熊本県の現状も踏まえながら紹介していきます。

地域包括ケアとは

地域包括ケアの定義と地域リハビリテーションの定義との比較

内閣府によると、日本の総人口は減少傾向にあり、団塊の世代が後期高齢者となることで高齢者率は増加すると報告されています[1)]。今後、介護を必要とする人口が増えていき、少子化の問題により介護の担い手となる世代の減少が予測されています。少子高齢化が進むことで介護を必要な方が十分に受けることができない可能性が指摘されています。国は第6次医療法改正のなかで「地域包括ケアシステムに資する在宅医療の推進」を示しており、介護予防の一環としてリハビリテーションの必要性を挙げています。地域住民の活動と参加を促し、介護が必要な状況に陥るのを水際で防ぐ役割として作業療法士に期待が寄せられています。

地域包括ケアの定義として、厚生労働省は「地域の実情に応じて、高齢者が可能な限り、住み慣れた地域でその有する能力に応じ自立した日常生活ができるよう、医療、介護、介護予防、住まい及び自立した日常生活の支援が包括的に確保される体制」としています。

一方、日本リハビリテーション病院・施設協会[2)]では地域包括ケアが定義される以前より地域リハビリテーションの定義を、「障害のある子どもや成人・高齢者とその家族が、住み慣れたところで、一生安全にその人らしくいきいきとした生活ができるよう、保健・医療・福祉・介護及び地域住民を含め生活にかかわるあらゆる人々や機関・組織がリハビリテーションの立場から協力し合って行う行動のすべてを言う」としています。これら二つの定義を「生活圏内」「目標」「課題」「支援体制」の観点で比較したものが表1で示されるものです。[3)] 地域リハビリテーションと地域包括ケア双方の目標に大きな差異はなく、住み慣れた地域で地域とのつながりがあり、自立した生活の支援をすることが共有されています。もともと、リハビリテーションの分野では地域リハビリテーションの考え方が存在し実践してきた経緯があります。つまり、リハビリテーション専門職が地域包括ケアに関わることは地域リハビリテーションを推進することであるといえるでしょう。私たち作業療法士が地域包括ケアシステムの実現に向けて期待されていることは、疾病に対する専門的知識を基に身体・精神疾患（認知症やうつ病）に関わる評価と介入、生活行為に着目した活動と参加を促す支援であると思います。

また、地域包括ケアシステムが効果的に機能するために「自助・互助・共助・公助」による連携した取り組みが必要です。「自助」は、自分のことは自分ですることに加え、市場サービスの購入も含みます。「互

	地域リハビリテーション	地域包括ケア
生活圏域	・住み慣れたところ	・住み慣れた地域 ・小・中学校区レベル、人口1万人程度、30分で駆けつけられる圏域
目標	・そこに住む人々とともに、いきいきと ・機能や活動能力の改善が困難な人々に対しても社会参加、生ある限り人間らしく	・安心 ・安全 ・健康
推進課題	1. 直接援助活動 ①障害の発生予防と推進 ②急性期～回復期～維持期リハの体制整備 2. 組織化活動（ネットワーク・連携活動の強化） ①円滑なサービス提供システムの構築 ②地域住民を含めた総合的な支援体制作り 3. 教育啓発活動 ①地域住民へのリハに関する啓発	①医療と連携強化 ②介護サービスの充実強化 ③予防の推進 ④見守り、配食、買い物など、多様な生活支援サービスの確保や権利擁護等 ⑤高齢者になっても住み続けることのできるバリアフリーの高齢者住まいの整備 切れ目なく継続的かつ一体的に
支援体制	・医療や保健、福祉及び生活に関わるあらゆる人々や機関・組織 ・地域住民も含めた総合的な支援	・医療と介護の専門的、高齢者本人や住民（ボランティア）など自助や互助を担う様々な人々

表1　地域リハビリテーションと地域包括ケアの比較[3)]

助」は相互に支えあっているという意味で「共助」と共通点があるが、費用負担が制度上裏づけられていない自発的なものと定めています。「共助」は介護保険などリスクを共有する仲間（被保険者）の負担、「公助」は税による公の負担となっています（図1）。

地域包括ケアの中で、四つの「助」の基礎となるのは「自助」です。自分が主体となって、自身を大切にして尊厳を持ちながら生活を行うという心構えと行動が最も大切であると言えます。また、介護保険の基本的考えも自立支援であることから、一人一人の「自助」を促すことが大事な視点です。そして、「自助」を支えるのが「互助」です。あくまで自分だけの力となる「自助」にはどうしても限界があります。また、身体が思うように動かなくなっていく高齢期に、自分ひとりだけで何とかするという考えでは、支える気持ちも続かない可能性がありま

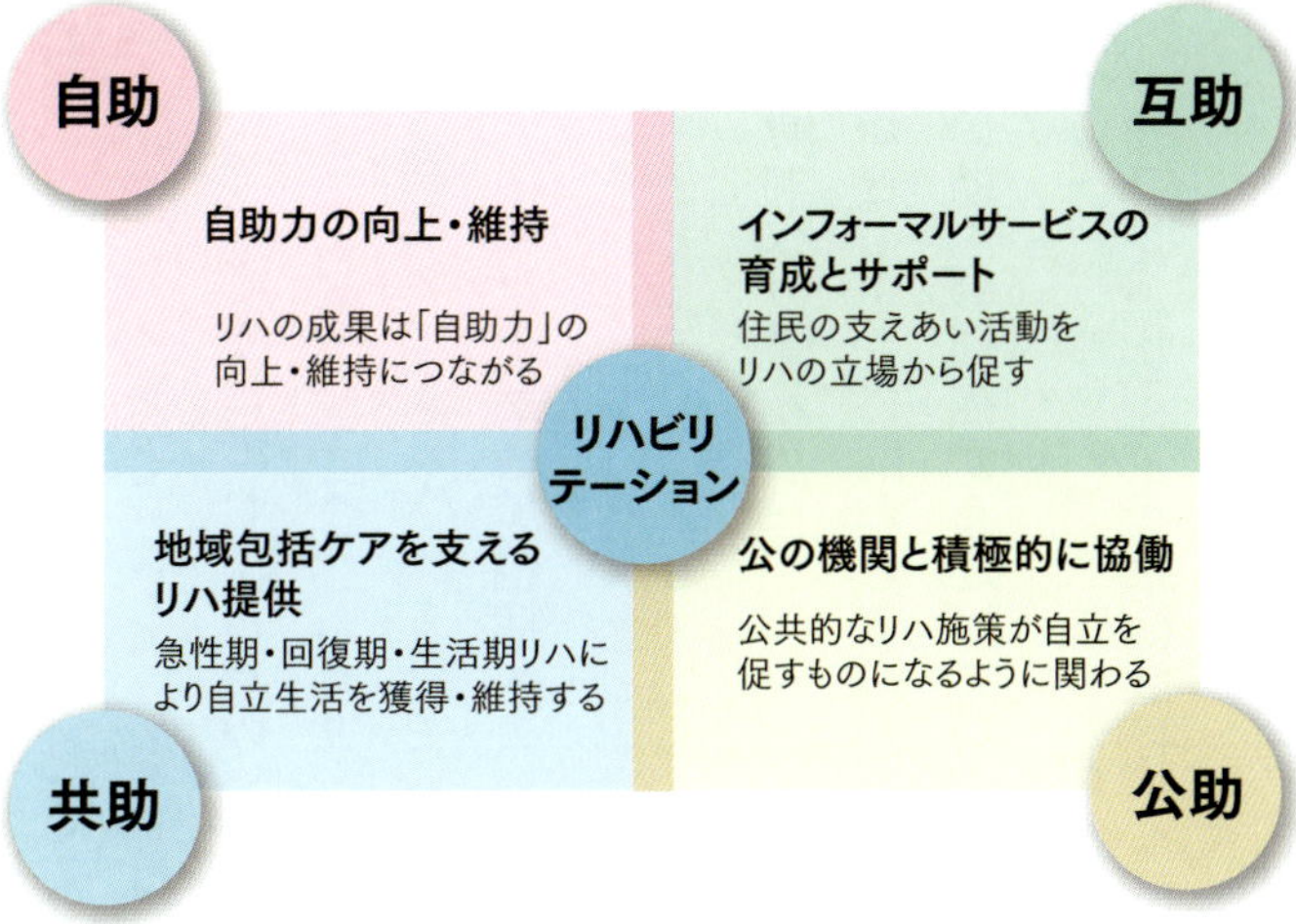

図1　地域包括ケアを支えるリハビリテーション
出典：地域包括ケアを支えるリハビリテーション（2015 地域包括ケア推進リハビリテーション部会）

す。つまり、自分自身で行き詰まったときのサポートが必要であり、時によっては、自身がサポートする側に回ることもできて、その役割を持ち続けられるような人と人同士が支え合う「互助」が必要となります。「互助」で難しい課題には「共助」です。「互助」で支え合うことは、支えてもらう側と支える側の力のバランスが重要です。そのバランスが崩れると支える側が疲弊してしまい、「互助」の関係性が壊れてしまいます。そこで、必要に応じて自身の「権利」として利用ができる「共助」があり、第三者が介入することで、「自助」を支え、「互助」の負担を減らし、バランスを整えています。そして、「自助・互助・共助」で支え合っていても、どうしても解決ができない課題には、最終的に「公助」が対応します。以上が地域包括ケアの「自助・互助・共助・公助」の考え方です。

地域包括ケアの構築に向けた「自助・互助・共助・公助」への関わり

地域包括ケアの構築に向けた取り組みとして作業療法がどのように関われるのかを、高齢者数の増加による三つの問題に対して「自助・互助・共助・公助」の観点から述べていきます。

(1)65歳以上の高齢者数は、2025年には3658万人となり、2042年にはピークを迎える予測(3878万人)(図2)[4)]

前述したとおり、日本の総人口は減少し、後期高齢者数は増加していきます。生産人口の減少と高齢化により社会保障費の給付と負担のバランスが崩れてしまうことが懸念されており、このまま高齢化の進展に合わせて社会保障給付が増え続ければ、2012年には65歳以上の高齢者を20～64歳が2・4人で支える「騎馬戦型」から2050年には、1・2人で支える「肩車型」に移行することになります。

高齢者数の増加による社会保障給付の増加に対して「自助」による対策が考えられます。自分でできることをできる限り長く続け、生活不活発病や閉じこもりを予防することで医療費や介護保険給付を削減することが狙いです。作業療法は対象者の活動と参加に焦点を当てた介入により、自立を支援する取り組みを得意としています。住み慣れた地域で対象者が行っている活動・参加を継続または再獲得することは自立した生

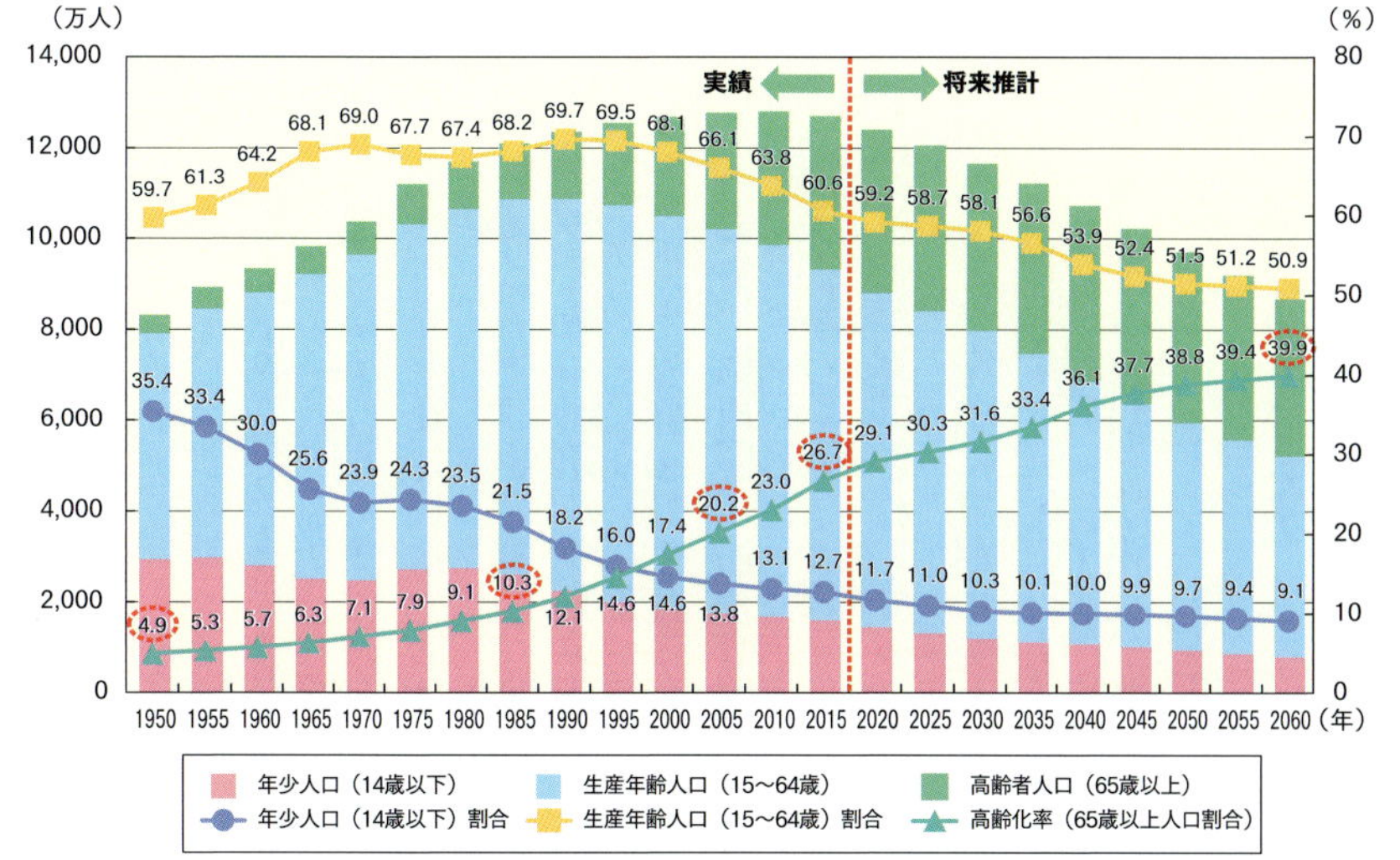

資料：2015年以前：総務省統計局「国勢調査」及び「人口推計」（年齢不詳の人口を按分して含めた）
2020年以降：国立社会保障・人口問題研究所「日本の将来推計人口（平成24年1月推計）」（出生中位・死亡中位推計）

（注） 1. 2015年は、総務省統計局「人工推計」（平成27年国勢調査人口速報集計による人口を基準とした平成27年10月1日現在確定値）
2. 1970年までは沖縄県を含まない。

図2. 高齢者人口の推移[4]

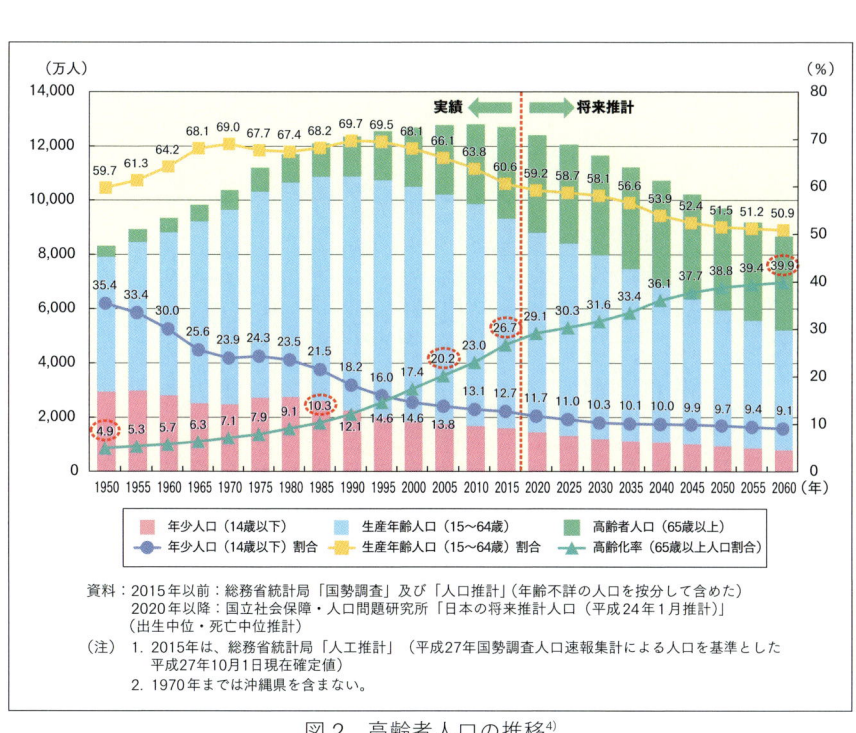

活の維持や介護保険からの卒業を可能とします。つまり、「自助」を促す効果がある作業療法はこれらの問題に対応ができると考えます。

(2)65歳以上の高齢者のうち、「認知症高齢者の自立度」Ⅱ以上の高齢者が増加する（図３[5]）

急激な超高齢化によって、認知症の人たちが増えることが予測されます。内閣府によると、要介護認定を受けている認知症高齢者のうち、日常生活自立度Ⅱ（日常生活に支障を来すような症状・行動や意思疎通の困難さが多少みられても、誰かが注意すれば自立できる状態）以上（より重度）の人は約２８０万人としています。75歳以上の後期高齢者の増加が認知症高齢者の増加につながることになり、人口推計と掛け合わせると、２０５０年の認知症高齢者は２０１０年の約2倍の５９６万人にも上ることになると言われています。認知症高齢者増加への対策は専門的知識と家族の支援が必要となるため「共助」による対策が挙げられます。

地域包括ケアにおいて、認知症になっても本人の意志が尊重され、できる限り住み慣れた地域のよい環境で暮らし続けられるために、認知症の人やその家族に早期に関わる「認知症初期集中支援チーム」の配置が進んでいます。「認知症初期集中支援チーム」とは、複数の専門職が家族の訴え等により認知症が疑われる人や認知症の人及びその家族を訪問し、アセスメント、家族支援などの初期の支援を包括的、集中的（おおむね6か月）に行い、自立生活のサポートを行うチームです。作業療法士も構成メンバーに入り支援を行っています。

また、近年高齢者の自動車運転による事故が多いことが社会問題として取り扱われています。

多くは高齢者の認知機能の低下によるものであり、免許返納の時期が家族・本人も判断がつかずに更新してしまうことにあります。作業療法士は神経心理学検査による運転技能予測や実車評価などで、自動車運転が適性に行えるかをアセスメントしています。安全な運転が困難な場合は、日常生活における代価的手段の検討や活動性を確保する方法などを本人・家族へ助言しています。以上のように、「共助」を利用した取り組みで、認知症問題に対しても作業療法士は貢献できると考えます。

(3)世帯主が65歳以上の単独世帯や夫婦のみの世帯が増加していく

厚生労働省によると世帯主が65歳以上の高齢世帯は２０４０年に全世帯の

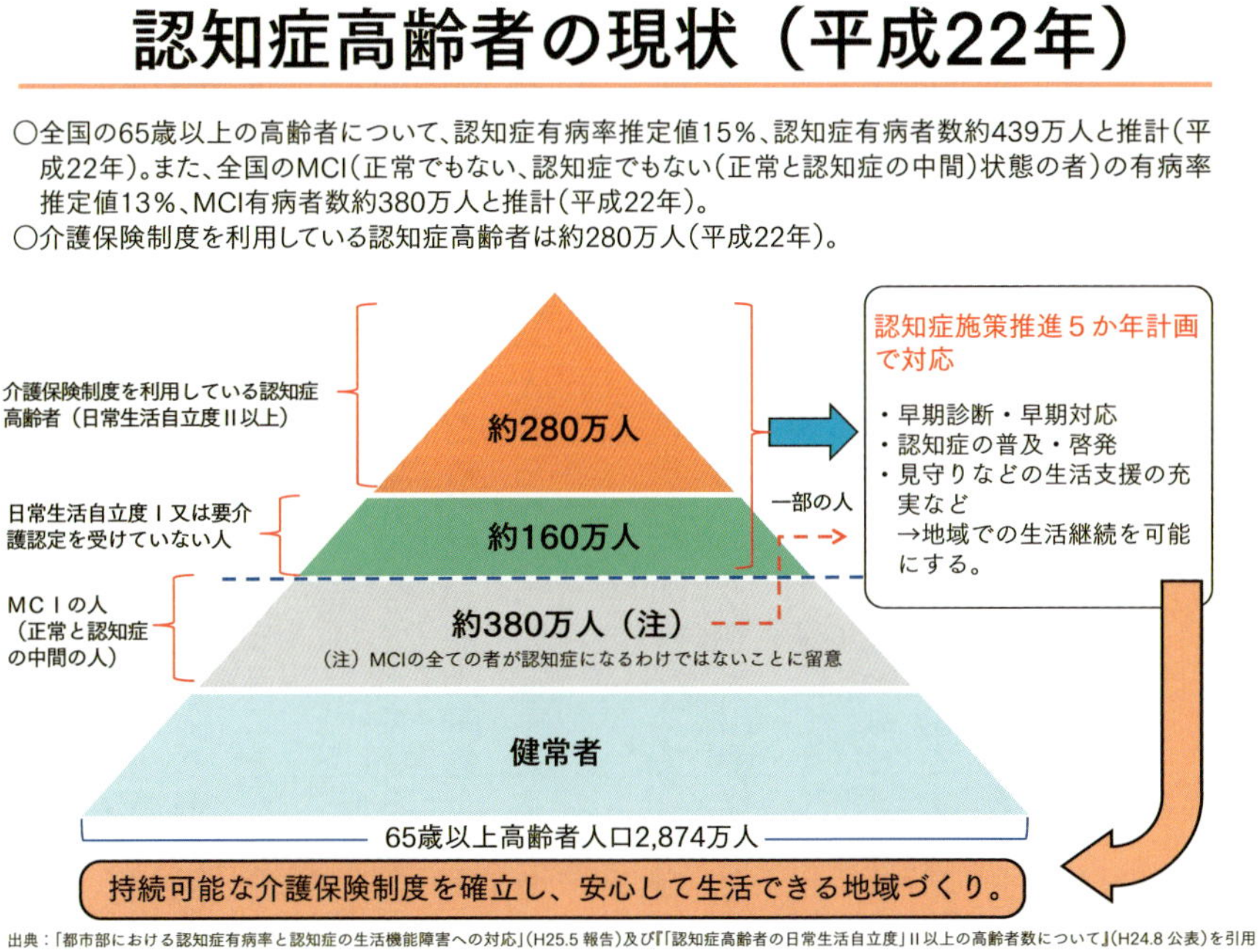

○全国の65歳以上の高齢者について、認知症有病率推定値15％、認知症有病者数約439万人と推計（平成22年）。また、全国のMCI（正常でもない、認知症でもない（正常と認知症の中間）状態の者）の有病率推定値13％、MCI有病者数約380万人と推計（平成22年）。

約280万人

約160万人

MCＩの人（正常と認知症の中間の人）
約380万人（注）
（注）MCIの全ての者が認知症になるわけではないことに留意

65歳以上高齢者人口2,874万人

・早期診断・早期対応
・認知症の普及・啓発
→地域での生活継続を可能にする。
持続可能な介護保険制度を確立し、安心して生活できる地域づくり。
出典：「都市部における認知症有病率と認知症の生活機能障害への対応」（H25.5 報告）及び『「認知症高齢者の日常生活自立度」Ⅱ以上の高齢者数について』（H24.8 公表）を引用

図３．認知症高齢者の推計[5)]

44・2%を占めるようになります。[5] 高齢者世帯の40%が一人暮らしとなることから、身近に頼る人がいない高齢者の増加が懸念されています。高齢者の単独世帯の増加は、認知症の進行によって引き起こされるトラブルや、孤独死などの問題が考えられています。一人暮らしの高齢者が認知症にかかると、地域の約束事を守れなくなり、近所の住人とトラブルになることが懸念されます。例えば、症状の悪化に伴いごみ出しのルールを守れなくなったり、悪いことと認識できず大声で騒ぎ、騒音の苦情が発生したりすることがあります。最悪の場合、今住んでいる部屋からの退去を余儀なくされたり、犯罪に発展したりするケースもあるため、認知症高齢者を一人きりで生活させるのは問題が大きいといえます。また、高齢者の一人暮らしについて考える上で、孤独死もまた避けられない大きな問題の一つです。

これには「互助」「公助」による対策が考えられます。単独世帯の増加に対して、地域内のコミュニティー作りによりお互いが支えあう仕組みを作ることや地域での役割・出番作りを行うことが必要です。作業療法士は地域リハビリテーション活動支援事業に参画することで、地域住民同士のコミュニティーの立ち上げから出番作りまでをサポートすることができます。また、高齢になっても働けるように企業に高齢者の雇用体制を充実させることも重要な課題です。高齢者雇用により社会参加の枠が広がることで認知症や孤独死の予防が可能となります。作業療法士は就労支援にも関わっているので、ハローワークなどで、個人の能力、作業歴を評価し、適した再雇用先を斡旋することもできます。

以上の3点が地域包括ケアシステムの構築を推進させる背景であり、「自助・互助・共助・公助」における対策にも作業療法は広くかかわることができるのです。

熊本県における地域包括ケア

熊本県の現状と課題

私たちが住んでいる熊本県の現状はどのようになっているのでしょうか。熊本県も全国と同じように総人口は2010年に183万人から、2025年には172万人に減少すると言われています。[6)]それに伴い高齢者人口は2010年に46万人から、2025年には55万人に増加します。高齢化率は実に33・3%となる予想です。熊本県の高齢化の動向は全国よりも早く進行しているため、高齢者人口のピークは17年ほど早く迎えます。また、介護保険料の増加や介護認定率は、全国より大きく上回っています。

これらに対して、熊本県では「第6期介護保険事業計画」に基づき、特に「医療と介護連携」「介護予防と生活支援の充実」に向けた市町村支援に重点的に取り組むことを目標としています。介護予防と生活支援に関して、平成27年度の介護保険法の改正により、要支援者に対する訪問介護、通所介護が予防給付から地域支援事業に移行しました。地域支援事業への移行により多様な主体によるサービス提供を図る必要が出てきます。熊本県では、介護予防と生活支援の充実を図るためにサービス提供体制の整備（生活支援コーディネーターの育成や協議体の設置）や市町村事業としての住民主体による介護予防活動の推進を実施しています。

また、医療・介護等の地域支援の地域差も熊本県における重要な課題となっています。中山間地域では、市内と比べて事業所の参入が効率性の観点から進みにくい状況があります。市内では事業所が参入しやすい利点を生かし、共助によるサービスの充実を進めつつ、住民の自助や互助を育てるような取り組みが必要です。一方、中山間地域では共助によるサービス提供の仕組みを整えながら、自助や互助の強みを生かしたご当地システムを構築することが必要です。実際に、熊本県でも行政による補助を利用した、中山間部での事業の促進やモデル事業による自助・互助を促す取り組みが行われています。

「熊本型」自立支援ケアマネジメントによる介護予防の取り組み

熊本県の課題として要介護認定率が高く一貫して上昇している傾向にあることが言われています[7]。この状況が続くと介護保険料の上昇、均等な質を担保したサービスの提供が困難となることが予想されます。これらの状況を打破するために、熊本県では自立支援ケアマネジメントの充実化を図る取り組みがなされています。自立支援型ケアマネジメントとは、運動機能等が低下し、日常生活における家事などに支援が必要となった高齢者に対して再び自分でできるようになるための機能訓練や生活援助等を提供し、高齢者の生活の質を向上させることです。熊本県では、平成12年から県内の地域リハビリテーションの推進母体として、熊本県地域リハビリテーションセンターを設置するとともに、地域リハビリテーション広域支援センター（以下、広域リハセンター）が中心となり、市町村や関係機関、住民等に対し、地域リハビリテーションにかかる技術的な支援を行っています。もともと、地域リハビリテーションの考え方を強化してきた熊本県の強みを生かし、広域リハセンター、行政、関係機関などで協働して実施する自立支援ケアマネジメントを「熊本型」と称しています。

２０１８年現在は熊本市のモデル事業として、地域包括支援センターに依頼があった方を対象に、リハビリテーション専門職を派遣し、介護支援専門員と共に自立支援型のケアプランを作成に関する助言を行っています。リハビリテーション専門職が助言し、ケアプランの作成することで、早期の機能回復や重度化防止を目指しています。ひいては、介護サービス・介護人材の配分の最適化、介護保険制度の持続可能性を確保することが狙いです。

熊本地震における復興リハビリテーションと地域包括ケア

２０１６年４月に熊本県は熊本地震に見舞われました。地震による被害は、各地域によってさまざまで２０１８年の現在でも仮設住宅での生活を余儀なくされている方もいらっしゃいます。住み慣れた地域、個人の生活、活動と参加すべてが地震により奪われてしまいます。まさに、災害後の復興を支援することは、地域包括ケアシステムを構築することと同意語であると言えるでしょう。

熊本地震発生後、エコノミークラス症候群の防止や高齢者が生活不活発な状況とならないための対策として、ＪＲＡＴ（大規模災害リハビリテーション支援関連団体協議会）設立後の本格的な全国規模の支援となる災害リハビリテーション活動が行われ、また広域リハセンターによるリハビリテーション活動等が展開されました。東日本大震災では、発災後1年程度経過後、要介護認定率が急激に上昇しています。災害後の高齢者の生活機能低下の原因として、日常の活動性が大きく低下し生活不活発病による可能性が高いことも示唆されています。熊本県においては、こうした東日本大震災後の状況等も踏まえつつ、避難所対応から仮設住宅への対応に重点が移る中、高齢者の心身機能の低下を防ぐための対策に継続的に取り組むことが地域包括ケアシステムを構築する上でも重要であると言えます。また、ＪＲＡＴ撤退後を見据えた体制整備とリハビリテーション活動を「復興リハビリテーション」と定義し、「熊本地域リハビリテーション支援協議会」の関係団体が連携し、活動を展開しています。熊本県作業療法士会では、災害地域や仮設住宅においての住民間のコミュニティー作りや役割作りを通して活動と参加に焦点を当てた支援を行っています。

地域包括ケアにおける熊本県作業療法士会の取り組みと課題

熊本県の現状の中で、作業療法士がどのように地域包括ケアシステムの構築に取り組んでいるのか、介護予防と復興に関わった取り組みを紹介していきます。

熊本県作業療法士会「生き活き体操」による介護予防の取り組み

熊本県内の作業療法士で構成された職能団体である一般社団法人熊本県作業療法士会は、平成27年度事業計画の主目標を「生活を支える作業療法の確立とチーム医療の推進」としていました。この目標を実現するために、地域包括ケアシステム参画検討プロジェクトチームを発足させ、活動を開始しました。このチームは、認知症集中支援部門、生活行為向上マネジメント（Management Tool for Daily Life Performance：MTDLP）推進部門、体操作成普及検証部門の3部門で構成され、協調しながらプロジェクトを進めています。その中で、私もメンバーの一人であった体操作成普及検証部門について紹介します。

この部門は、地域包括ケアシステムの課題である「介護予防と生活支援の充実」に焦点を当て実働しています。目標は介護予防・認知症予防に資する体操を作成し、自治体などによる体操教室で実施することで、自主グループの立ち上げを支援することにあります。また、県内の作業療法士が地域に貢献できるようなきっかけ作りと人材育成といった目標も兼ねています。「生き活き体操」は、広域リハビリテーション支援センター、作業療法士養成校、介護保険関係の事業所等に所属する熊本県作業療法士会会員計25人で協議し作成しました。内容は9項目の日常生活活動（Activities of Daily Living：ADL）動作を想定した体操、4項目のデュアルタスク（二重課題）を含んだ認知症予防体操、2項目の両方の要素を取り入れた体操の計15項目で構成されています。

私を含む体操作成普及検証部門のメンバーは熊本県内の各地域で「生き活き体操」の普及活動を行ってきました。現在も県内の地域包括支援センターなどから依頼があります。その都度、メンバーである作業療法士が赴き体操を実施しています。

平成29年度には、「生き活き体操」の効果検証を行いました（図４）。検証の目的は、「生き活き体操」が介護予防に資する効果があるか、作業療法士が関わることの付加的要素はどのようなものかを明らかにすることです。体操の効果に関しては、熊本市が活動支援を行う一般介護予防事業「くまもと元気くらぶ」が「市が推奨する運動」として指定する基準との比較にて検証を行いました。付加的要素には、体操終了後のアンケートから検証することにしました。週に一度の「生き活き体操」を３か月間実施し、介入の前後で評価項目（握力、Timed up & Go test、開眼片脚立位時間、通常５ｍ歩行、最大５ｍ歩行）に差がみられるか分析しました。

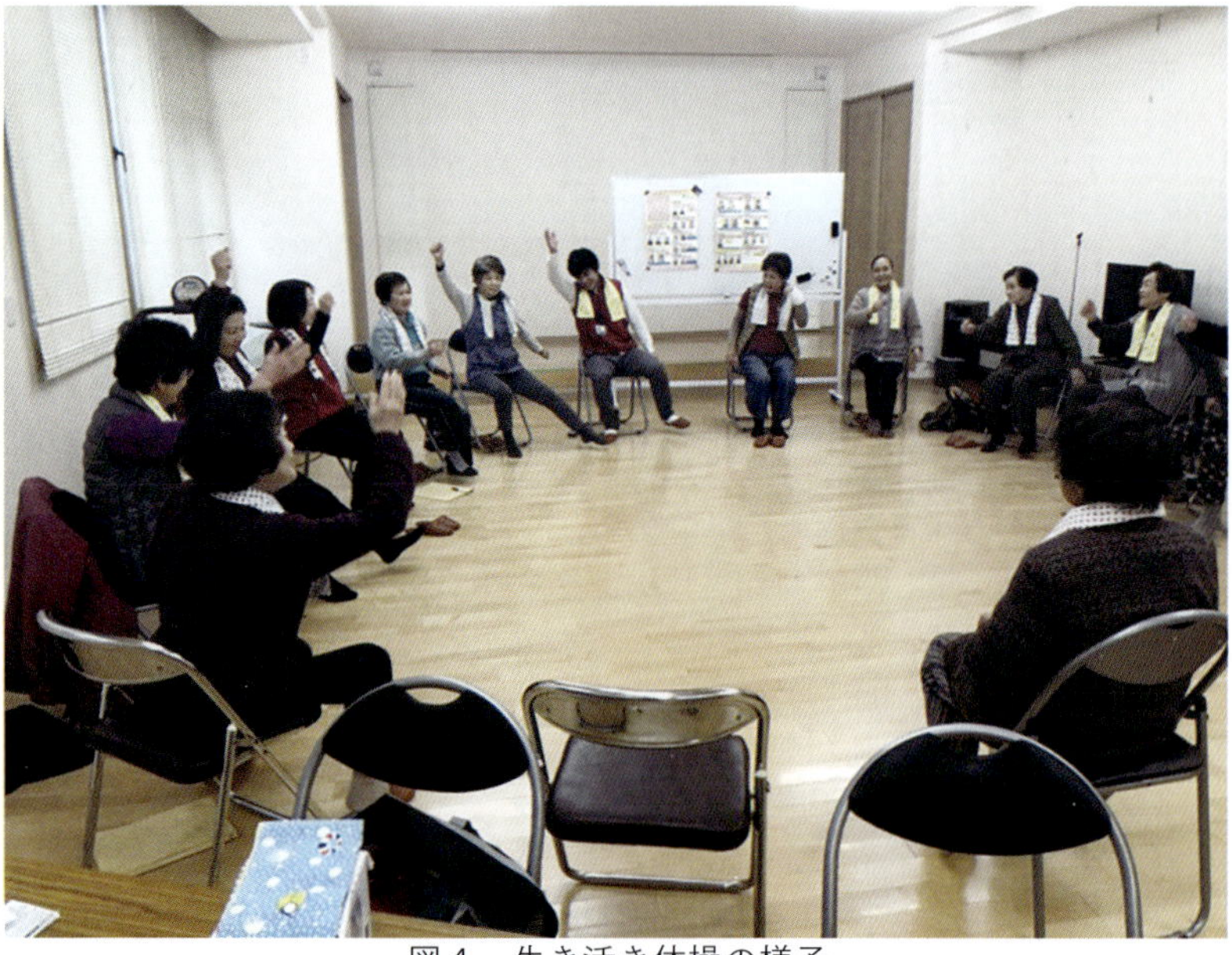
図４　生き活き体操の様子

3か月間の実践を通した検証には1回あたり平均13・5人の熊本市内在住の方々に参加頂きました。そのうち、初回と最終回で身体測定評価が実施できた平均年齢71・6歳の女性12人を対象としました。この方たちは今まで、運動を習慣化するような取り組みの経験は特にありませんでした。検証の結果は、すべての評価項目に差がみられ「市が推奨する運動」の基準にも達していました。つまり、熊本県作業療法士会が実施する「生き活き体操」には、介護予防に資する効果があるということが検証できました。また、アンケートでは「みんなと楽しくできた」「気持ちが前向きになった」など、地域住民の結びつきを感じました。また、「運動が習慣になっている」や「旅行に行けるようになった」など活動・参加が促進できたとも思います。これらの結果より、作業療法士が支援する介護予防活動に必要なことは、地域の結びつきを意識した声かけや、活動・参加に対するアドバイスを行うことであると思います。

「生き活き体操」は介護予防事業に導入するためのツールとして使用することが予定されています。効果のある体操を習慣化していただき、その先にある活動と参加を支援することが真の介護予防の姿であると考えるからです。そのためには、「生き活き体操」を利用する作業療法士が自信を持って実践してほしいと思い今回の検証を行いました。今後は広く介護予防分野へ作業療法士が参画できるように、人材育成や派遣体制などを充実させていくことが課題となってくると思います。

熊本地震における福耕プロジェクト

熊本県作業療法士会では、熊本地震における復興リハビリテーションの一環として「福耕プロジェクト」と銘打った活動を実施してきました。熊本県作業療法士会長である内田[8]によれば、発災から4か月が経過した2016年8月27日に、熊本県作業療法士会理事と避難所支援に関わる関係者の一部が集まり「現状の共有と今後の支援」について協議を行っています。この協議で議論された主たる内容は、避難所における生活不活発病の予防や環境調整だけでなく、被災者が避難所から仮設住宅に移ってからのアクティビティーからコミュニティー支援に至る作業療法士としての支援のあり方でした。

そして、同年12月3日に熊本県作業療法士会は熊本県介護福祉士会との共催でチャリティー講演会を行っています[9]。そこで得た収益を応急仮設住宅に入居中の方への支援を行うツールとして、プランターボックス、培養土、野菜の苗を熊本県社会福祉協議会へ寄付しました[9]。その後、作業療法の得意とする要素を生かし、1回限りの物質支援だけでなく、作業（野菜づくり）を通して継続的に関わるというソフト面での独自の支援を行いました。そして、仮設住宅での生活が長期化することで懸念される「孤立化」や「生活不活発」を予防し、生活の中での「楽しみ・生きがい作り」につながり、その人らしい生活の再建を支援していくための活動として立案しました[10]。このような流れの中で、熊本県作業療法士会事業部を中心に「福耕プロジェクト」が立ち上がりました。

具体的な支援の方法や場所については、熊本県社会福祉協議会と話し合いを重ねました。そこで「応急仮設団地における活動と参加への支援、地域（まち）づくりへの貢献」[11]を目的に熊本県下益城郡美里町への支援を開始しました。活動の目的は、生活不活発病の予防、活動・参加の場の提供、コミュニティー作り、楽しみ・生きがい作りでした。活動内容は、美里町社会福祉協議会・地域支え合いセンターの協力も得ながら、「ひとは作業をすることで元気になれる」のもと、美里町応急仮設団地内の3か所に月1回、野菜の苗植え、発育状態の確認、追肥などを住民の方々と一緒に行い、作業を通じて生活不活発病や閉じこもりを防止し、楽しみ、生きがい作りの提供を行いました。[11]

平成30年3月には「美里復耕祭」と題して、美里町でとれた野菜や米を使用した炊き出しを仮設団地で催しました。[12]「互いにねぎらう」をテーマとした作業を通したコミュニティーの広がりにより、仮設団地で懸念されている閉じこもりや生活不活発病の予防となった活動でした。[12]

熊本地震後の要介護認定率は、地域によって東日本大震災の時と同様に増加傾向にあります。[6]しかし、住民主体の活動の場や仮設住宅から自宅へ移行した後の生活支援により介護保険から自立した生活へ移行することも可能となります。作業療法士は仮設住宅等で生活不活発病や閉じこもりに対して作業を用いた役割作りやコミュニティーの広がりを支援する仕掛け作りによって、復興に関わる地域包括ケアに貢献できると思います。

最後に

地域包括ケアシステムについては、どの職種でも課題があり多方面から取り組みを展開しています。地域ケア会議の中でも、多くの専門職が協議しお互いの得手、不得手を理解したうえでケースについてのアドバイスを行います。地域包括ケアシステムの構築に欠かせないのは、多職種間の横のつながりを強化し、専門性を高め合っていくことにあると思います。熊本県は全国でも早い段階で、高齢化人口のピークを迎えます。地域包括ケアシステムの構築に多職種連携は重要なテーマになってくるでしょう。互いの課題を共有し、解決していく策を協議できる関係性を構築することを目指していければ幸いに思います。

【参考文献】

（1）内閣府：平成29年版高齢社会白書（全体版）
http：//www8.cao.go.jp/kourei/whitepaper/w-2017/zenbun/29pdf_index.html（２０１８年11月８日アクセス）

（2）一般社団法人日本リハビリテーション病院・施設協会：地域リハビリテーション 定義・推進課題・活動方針.
http：//www.rehakyoh.jp/teigi.html （２０１８年11月10日アクセス）

（3）浜村明徳：地域包括ケアシステムにおけるリハビリテーションのあり方. MB Medical Rehabilitation 188：1-6, 2015.

（4）厚生労働省：平成28年版厚生労働白書. p6, 2016.
https：//www.mhlw.go.jp/wp/hakusyo/kousei/16/dl/1-01.pdf（２０１８年11月８日アクセス）

（5）厚生労働省：認知症高齢者の現状（平成22年）
http：//www.mhlw.go.jp/stf/houdou_kouhou/kaiken_shiryou/2013/dl/130607-01.pdf（２０１８年11月８日アクセス）
（6）熊本県：高齢者関係資料（平成29年３月）
http：//www.pref.kumamoto.jp/kiji_19216.html （２０１８年11月10日アクセス）
（7）熊本県介護支援専門員協会：平成29年度熊本県介護支援専門員専門研修資料「地域包括ケアシステムの現状」
www.kcma.gr.jp/upl/170526_2.pdf（２０１８年11月10日アクセス）
（8）内田正剛：地震発生から支援・復興への始まり．日本作業療法士協会誌 61：23-26, 2017.
（9）日本作業療法士協会：協会設立50周年関連事業〜各士会の取り組み　熊本県　平成28年熊本地震からの復興．日本作業療法士協会誌 61：58, 2017.
（10）日本作業療法士協会災害対策室：熊本地震復興支援「福耕プロジェクト」報告．日本作業療法士協会誌 79：52, 2018.
（11）一般社団法人熊本県作業療法士会：熊本地震の振り返りと県士会活動．日本作業療法士協会誌72：30-32, 2018.
（12）田尻威雅：「美里町福耕祭」を開催．日本作業療法士協会誌 79：52, 2018.

認知症作業療法のこれから

熊本保健科学大学

爲近　岳夫

増える認知症と予防的視点

２０１５年の厚生労働省[1)]の発表によると、我が国の認知症患者数は２０１２年時点で約４６２万人と推計されています。これは65歳以上の高齢者の約７人に１人が認知症患者（有病率15％）という計算になります。また、認知症の前段階とされる軽度認知障害（Mild Cognitive Impairment：以下ＭＣＩ）の状態にある人は約４００万人と推計され、両者を合わせた約８６２万人は高齢者の約４人に１人が認知症あるいは認知症予備軍ということになります。さらに団塊の世代が75歳以上となる２０２５年には、認知症患者数は約７００万人で高齢者の５人に１人になると見込まれています。このように、ますます認知症患者数が増加する状況下にあって、有効な治療薬の開発も途上である今日では、認知症の発症前から発症後にわたる経過の中で、予防的視点からの対応が重要です。近年の研究で、認知症は突然発症するのではないことが明らかになっています。認知機能の低下を促進する因子と遅らせる因子がせめぎ合いながら、徐々に認知機能が低下し、健康な状態から認知症へ移行していくのです。一説には、15～20年という長い時間をかけてゆっくりと発症するといわれています。言い換えれば、予防に向けて取り組む時間の余地があるとも言えます。

ところで、認知症の発症前から発症後にわたる経過の中での予防的視点とは、「一次予防」「二次予防」「三次予防」の3つの段階に整理することができます。「一次予防」とは病気にならない、つまり認知症を発症させないこと、年齢相応の認知機能を維持することです。「二次予防」とは軽症からの進行を防ぐ、つまりMCIから認知症への移行を防ぐことや、軽度の認知症からの重度化を防ぐ、進行を遅らせることです。「三次予防」は発症した認知症の重症化を防ぐことです。

これまでの認知症作業療法

これまでの認知症作業療法は、「三次予防」の段階を主として病院や施設を中心に行われてきました。社会全体に認知症の正しい知識が広まっておらず、本人・家族の受診が遅れることや医療機関での診断の技術も進んでいなかったためだと思われます。そのため、認知症の症状がある程度進行してからが対応の始まりとなり、介護者や周囲の人たちが対応に苦慮する妄想や幻覚、徘徊《はいかい》、睡眠障害、攻撃的行動といった行動・心理症状（Behavioral and Psychological Symptoms of Dementia：以下BPSD）の予防・改善に重きが置かれていました。

BPSDは、脳の器質的な障害でみられる中核症状（記憶障害や見当識障害、判断力の低下などといった、いわゆる認知機能障害）をベースに、本人の性格や生活歴といった内的・個人な要因と、物理的環境や関わり方といった外的な要因などさまざまな要因が複雑に絡まり合って引き起こされると考えられています。例えば、BPSDの代表的なところで徘徊《はいかい》（うろうろと歩き回ること）がありますが、これは本人以外の人から見た状態が「徘徊」なのです。本人からすれば、「トイレを探して歩いているのだけれど、どこにあるのか分からない。誰に聞いたらいいのか分からない。どのように聞いたらいいのか分からない。言葉が出てこない」のかもしれませんし、「周りの人は知らない人ばかりで、自分が特にする仕事もない。自分がいる場所ではないと思える。早く家に帰りたいけれど、出口が分からない。出口を探して歩いている」のかもしれません。

このように、本人の思いや、その思いを叶《かな》えにくくしている認知機能の低下（記憶障害、見当識障害、言語障害など）や、認知機能の低下によって本人にとっては分かりにくくなっている周辺環境といった、人と環境の「不調和」がBPSDを引き起こしていると考えることができます。それに対し、トイレの場所を分かりやすく表示することや、本人の気持ちを読み取ってタイミングよく支援者が声をかけてあげることや、何か本人が取り組める好きな作業の提供などといった支援・アプローチがあればどうでしょうか。本人と環境の調和がうまくとれれば、BPSDは改善・予防できる可能性があるのです。人と環境との関係性の視点からの分析を専門とする作業療法士は、BPSDを問題行動ではなく本人が発しているメッセージであると捉え、BPSD発現の背景因子を分析してアプローチする点は得意とするところです。作業療法士は今後もさらに分析と支援の技術を高めていく必要があると私は考えています。

そして、何よりも私たちが理解しなければならないのが、本人の「不安な気持ち」です。想像してみてください。誤解されがちですが、すべてのことが急に分からなくなるわけではないのです。自分と自分の周りの世界を結びつける「記憶」や「場所や時間の感覚」が少しずつ失われていくのです。進行していくと、忘れたくない大切な家族や友人も分からなくなったりするのです。「手順」や「自分と物との位置関係」が分からなくなり、それまで当たり前にできていた着替えなどの生活行為がやりにくくなったりするのです。ゆっくりと症状が進行する病気ですから、自分と環境との不調和を感じることが少しずつ増えていくのです。「何かおかしいな」と自分自身の異変に気づき、「どんどん自分はおかしくなっている」とその異変が徐々に進行する怖さも感じているのです。私たちは、思いやりの心でその「不安」を理解して受け止めつつ、できる限り最小化するために専門職の技術で応えていくことが使命であると思っています。

「できること」にまなざしを

もちろんBPSDの改善・予防も大切ですが、認知症を持ちながらも生活をする「人」なのですから、その人の日常生活動作：Activity of Daily Living（食事や排泄、入浴、整容、着替え、移動などといったような、私たちが日常生活を送るために必要な基本的な動作、以下ADL）や手段的日常生活動作：Instrumental Activity of Daily Living（日常生活を送る上で必要な動作の中でもADLより高度で複雑な買い物や洗濯、家事全般、金銭管理、服薬管理、交通機関の利用などの動作、以下IADL）といった生活行為がうまく行えるように対応していくことが認知症作業療法において重要だと考えています。実はそれがＢＰＳＤの改善・予防にもつながりますし、認知症の重症化予防にもなるのです。

認知症の中核症状の進行（認知機能の低下）に従って、徐々に生活行為は難しくなってきます。例えば、「料理」という生活行為ですが、鍋に火をかけているときに、野菜を切るなどの別の作業をしていて、その作業に気をとられて鍋を焦がしてしまうということがあったとします。家族からは「火事になったら危ないから、料理はやめさせよう」という話になったというのは、以前よく聞きました。「うまくできないからさせない。危ないからさせない」というように、「全か無か」の思考で生活行為を剥奪されたり、人によっては本人自身が失敗した経験から自信をなくしてやらなくなるといったことで、生活行為をしなくなるといったことが、認知症ではよく起こるのです。このことが認知症の重症化のスピードをさらに早めてしまうのです。そして、その「人」らしさを失っていくのです。

この料理の例で言えば、たしかに認知症の中核症状である記憶障害や注意障害があるので、鍋に火をかけていることに気を配りながら他の作業をすることは難しく、リスクもあるかもしれません。しかし、できることに目を向けると、包丁はうまく使えるのです。味付けだって、その人にしかできないのです。もしも同時に２つの作業をするのが難しいのなら、工程を分けて１つずつ作業するようにするとうまくいくかもしれません。火事のリスクに備えた代償手段として、センサー付きのコンロにする手段もあるではないでしょうか。

すべてが分からなくなるわけでもないように、すべての生活行為ができなくなるわけでもないのです。1つの生活行為の中にもできる部分とできない部分があるのです。例えば、認知症が進行して食事のときに箸をうまく使えなくなったとしても、おにぎりを手に取って食べることはできたりするのです。その人の生活行為をじっくりと観察し、その人の癖なども含めて分析し、その人の「できること」と「できないこと」を評価し、それが「どのようにできるのか」「どのようにできないのか」と見ていきます。「できること」は発揮できるようにし、「できないこと」をどんな方法で補うかを考えていくことが、認知症作業療法の専門性であり、醍醐味《だいごみ》だと思います。認知症の進行によって、「できること」と「できないこと」も刻々と変化していきますから、継時的に評価していくことも必要です。認知症の認知機能は変動もありますから、一日の中でも「できるとき」と「できないとき」もあります。そして、何より本人が「やりたいのか、やりたくないのか」とう気持ちも推し測ることも大切です（無理強いはもちろんダメです）。

思考のスタートは、「できないこと」に焦点を当てて発想していくよりも、「できること」に焦点を当てて発想していくほうが、アイデアが広がると思います。「たとえ認知症になっても安心して暮らせる社会」を支えるためには、今後も三次予防での取り組みは大変重要です。「できること」にまなざしを向けて、その「人」らしさが失われることを予防することが、三次予防の大きなテーマだと思っています。

家族や周囲の人への支援

これまで述べてきたＢＰＳＤやＡＤＬ・ＩＡＤＬなどの生活行為への支援には、家族や周囲の人の関わり方が重要です。先ほどの料理の例でいえば、「うまくできないからさせない。あぶないからさせない」と本人の役割を奪ったり、食事のときに箸がうまく使えなくて周りを汚してしまうから全介助するといったように、家族や周囲の人が「全か無か」の思考で関わるのであれば、本当に本人は何もできなくなってしまいます。

家族や周囲の人というのは、本人を取り巻く環境因子（人的環境ともいいます）ですから、正しい知識を持って本人に関わるかどうかで、ＢＰＳＤを改善もする可能性もあるし、悪化をさせる可能性があるのです。もちろん、そのために作業療法士は専門職として、家族や周囲の人のストレスも理解して受け止める必要もあります。認知症は家族への影響も大きいからです。そして、家族のストレスが本人に伝わり、本人の症状を悪化させるという負のスパイラルに陥りやすいのです。

よって、これからも作業療法士は認知症に関する正しい知識や支援方法をしっかりと家族や周囲の人に伝え続けていくことが、認知症予防につながると考えています。

認知症の原疾患別アプローチ

ところで、認知症とひと言にいっても、認知症の原因となる疾患（病気）はさまざまです。ここで確認ですが、認知症は「症」という名のとおり「症状」です。風邪を例にして考えると分かりやすいかもしれません。風邪の症状は、高い熱が出る風邪もあれば、熱はそんなに高くないけれど鼻水や咳の症状が目立つ風邪もあり、お腹が痛くなる風邪などさまざまだと思います。それは、原因となるウイルスや細菌によって生じる症状が異なるからです。また、同じウイルスや細菌でも、その人の免疫力や症状が出やすい部分の違い（個人差）もあるでしょう。それと認知症も同じです。認知症の原因となる疾患は１００種類以上あるといわれています。その代表的な疾患が「アルツハイマー病」です。「アルツハイマー型認知症」ともいわれ、「血管性認知症」「レビー小体型認知症」「前頭側頭型認知症」と合わせて、四大認知症といわれます。それぞれ特徴的な症状や経過が異なるので、困難となる生活行為も各疾患によって違ってきます。

例えば、「アルツハイマー型認知症」は、脳内にβアミロイドと呼ばれるタンパク質がたまり出すことが原因の1つとされていて、記憶をつかさどる海馬を中心に徐々に脳全体が萎縮することが分かっています。ですから、発症時は記憶障害が目立って、物盗られ妄想がみられやすく、複雑な仕事から徐々に買い物や料理などの生活行為の困難さがみられ、徐々に着替えやトイレといった身の回りのことが難しくなるという経過をたどります。ゆえに、症状の進行に合わせた生活行為の援助が必要になってきます。一方、「レビー小体型認知症」は大脳皮質の神経細胞に多くのレビー小体が出現することによって発症します。症状は、記憶障害よりも生々しい幻視や妄想やうつ症状、パーキンソニズムや自律神経症状などが特徴的で、誤認による幻視が起こりにくいように壁や天井は柄のないものにするなどの環境調整や、幻視に対する周囲の人の理解や適切な対応が大切になります。

風邪も症状によって使用する薬を変えるように、これまでのように「認知症」とひとくくりで捉えるのではなく、認知症も原因となる疾患に合わせてアプローチ方法を変えていかなければならないのです。すでに認知症の疾患別のリハビリテーションモデルを作成する取り組み[2)]が始まっていますが、これからの認知症作業療法は、疾患別・重症度別のアプローチについて、これまでの実践を集積しながら、整理して示していく必要があるのです。

にょすくの活動

これからの認知症作業療法は、「一次予防」と「二次予防」にも積極的に取り組んでいくことが求められています。そこで、私たちは地域の一部分である大学内に、大学周辺の地域住民とともに認知症予防に取り組むチームを２０１７年に作って活動を始めました。チームには、保健医療系の複数の学科・専攻がある本学の特長も生かし、理学療法士・作業療法士・言語聴覚士・看護師・保健師といった多職種の教員・学生が参加しています。チームの名前は、地域住民主体で認知症予防に取り組む活動を応援し、サポートしたいという思いから「認知症予防応援サポートチームwith熊本保健科学大学（Ninchisyo Yobou Quen Support team with KHSU、略称NYOSK：以下にょすく）」と名付けました。

にょすくの長期的な目標は、地域住民が主体的に認知症予防に取り組むことができ、たとえ認知症になっても安心して暮らせる地域づくりを支援することです。そのために、地域住民が主体となって認知症予防に取り組めるように、認知症予防活動の具体的な方法を地域住民に伝え、普及させるとともに、リーダー的役割を担う人たちの知識・技術的なサポート、認知症予防活動のリーダー育成を目的としています。

そのための布石として、専門職による専門的な評価をすることによって、予防効果（地域住民の努力）を可視化することに取り組んでいます。例えば、認知機能全般の評価だけでなく、理学療法士は運動機能の評価、作業療法士は社会活動の評価、言語聴覚士は口腔機能の評価、看護師は主観的健康度の評価といった、それぞれの専門的な視点も取り入れた評価を実施し、参加者にフィードバックしています。

また、各職種それぞれの専門的な視点からの意見をすりあわせてプログラムを考案し、「脳いきいき健康教室（以下健康教室）」という名前で定期的に開催しています。具体的には、①健康チェック、②準備体操、③ゲーム（2課題）、④机上課題、⑤健康講話のメニューで構成（合計90分）しています。まず、①健康チェックは、看護師または保健師がバイタル測定を行い、プログラム開始前の体調の確認を行っています。健康相談にも応じ、参加者の血圧のセルフコントロールのアドバイスをしたりしています。②準備体操は、ウォーミングアップも兼ねて、主に理学療法士が上下肢や体幹の体操を実施しています。③ゲーム（2課題）は、理学療法士、作業療法士、言語聴覚士の三職種で考案したオリジナル課題[3]で、それぞれの立場より「下肢機能や体幹機能を向上させる」「注意力・判断力を向上させる」「語想起能力、声量を向上させる」などといった目的を検討し、それを反映させた内容の課題となっています。集団を用いるのを得意とする専門職である作業療法士が、主にゲームを実施しています。④机上課題は、オリジナル課題[3]を用いて主に言語聴覚士が実施しています。最後に⑤健康講話ということで、多職種が交代で高齢者の健康にまつわる話題やQOL向上に有用な講話を行っています。現在、プログラムの効果についいては分析、まとめる作業をしています。

２０１８年の5月時点で、健康教室は1グループにつき3か月の活動を週1回の頻度で、それぞれメンバーの異なる2つのグループで実施しました。2グループとも、開始時は参加者から「難しすぎる」との感想が見られましたが、徐々に「非常に楽しい」「頭を使っていい」という感想に変化しています。回を重ねるごとに参加メンバー同士も仲良くなり「ここに来て友達ができてよかった」とか、教室を都合で欠席された参加者の家へ机上課題を届けに行かれるなどの交流が見られています。こうした交流や参加の「場」を作ることが予防活動には大変重要であると思っています。これまでの研究でも、親類や友達を訪れる機会が多い高齢者は認知症発症リスクが有意に低いとする報告[4]があり、何か特定の活動が効果的というよりは、対人交流を含む活動が認知症のリスクを低くすると[5]主張する研究者もいます。社会的役割が多い人は総脳容量と灰白質が多いという報告[6]もあり、社会的交流や参加が認知症予防につながると考えられます。

また、健康教室参加者の中には、地域のサロンを実施している自治会役員や民生委員の姿が、大学の近隣地域以外からもみられます。このような地域住民のリーダー的役割を担う参加者は、効果的な認知症予防教室の運営についての知識や技術的なサポートを希望されています。プログラム参加時も熱心にメモを取っておられます。そのため、今後は学内にとどまらず、近隣地域外にも出張型の認知症予防教室を展開し、地域住民による主体的な予防活動の運営をサポートしていきたいと考えています。

多職種連携のこれから

私たち、にょすくのメンバーは2017年の結成時から週1回、昼休みの時間に昼食をとりながらミーティングをしています。なかなか全員がそろう時間がないので昼休みに集まることにしました。それでも講義や実習、他の業務の関係で全員がそろうことは難しいのですが、認知症予防教室の運営や、実施後の反省なども含め、参加した学会や研修会の伝達などもしています。そうすることで、お互いの職種の理解を深めることやアイデアの広がりを実感しています。

認知症は国民皆で取り組むべき国家的な課題であり、多因子疾患でもあるため、それぞれ一職種で取り組むよりも、それぞれの専門性を生かしながら多職種で複合的・包括的に取り組むほうが効果的と考えています。我が国の認知症対策を示した「新オレンジプラン」も、認知症の人やその家族をはじめとしたさまざまな関係者から幅広く意見を聞き、認知症の人やその家族の視点に立って、施策を整理し、厚生労働省が内閣官房、内閣府、警察庁、金融庁、消費者庁、総務省、法務省、文部科学省、農林水産省、経済産業省及び国土交通省と共同して策定したそうです。各府省庁が連携して認知症に取り組もうとしている姿勢には大変共感します。私たち作業療法士も今後は保健医療だけの分野にとどまらず、さまざまな分野や異業種の人たちとも連携しながら、認知症予防に取り組んでいきたいと思っています。

【引用・参考文献】

（1）厚生労働省：認知症施策推進総合戦略（新オレンジプラン）～認知症高齢者等にやさしい地域づくりに向けて～. 2015.
（2）一般社団法人日本作業療法士協会：平成28年度老人保健健康推進事業　認知症リハビリテーションを推進するための調査研究報告書. 2017.
（3）久保高明ほか：認知症を楽しく予防しよう. 医学と看護社, 2017.
（4）Li X, et al：Prevalence of and potential risk factors for mild cognitive　impairment in community–dwelling residents of Beijing, Am Geriatr Soc, 61：2111-2119, 2013.
（5）竹原敦：作業療法モデルに基づく認知症の人がうまく生活するためのアプローチ. MB Med Reha 206：1-8, 2017.
（6）James BD, et al：Association of social engagement with　brain volumes　assessed by structural MRI. J Aging Res, 2012：512714,2012.

作業療法と認知心理学

―運動を予測する能力（運動イメージ）について―

熊本保健科学大学　小手川　耕平

はじめに〈認知心理学〉

私たちは日常生活の中で、さまざまなことを意識的、あるいは無意識的に感じ、考えて行動しています。例えば、今日の晩ごはんに作るカレーの材料を買いに行くとします。その際、私たちは、作り慣れている人であれば、頭の中で材料を思い浮かべて（慣れていない人はメモをとり）お店まで買いに行くと思います。お店では、野菜やお肉の値段、新鮮であるかなど、さまざまなことを考えながら材料を籠に入れていきます。すべての材料をそろえると、レジに向かいお金を払うことになります。ここまでの過程をおそらく多くの人が、問題なくできるのではないでしょうか。しかし、晩ごはんの材料を買うという過程には、実に多くの能力を必要とします。例えば、晩ごはんのメニューを決定する能力。それに必要な材料を決める能力。お店まで、何かしらの手段を使って行く能力。適切な材料を選ぶ能力やお金を払う能力など挙げるときりがないでしょう。では、これらの能力は人のどのような機能が担っているのでしょうか。

まず、ヒトにはさまざまな情報を知るために、視覚、聴覚、嗅覚、味覚、表在感覚（触覚・圧覚）や深部感覚（位置覚・運動覚）などが備わっています。これらの感覚情報は、それぞれの神経を介して、大脳の適切な場所で知覚、認知されます。例えば、今読んでいる文字は、目から入った感覚情報が視神経を介して、大脳の後頭葉で色や形などが大まかに処理されます。その後、後頭葉から側頭葉、前頭葉へと情報が伝達され、文字を言語情報として認知することができるといわれています（図1）。このヒトの脳の中は、およそ1000億個のニューロン（神経細胞）を含んでおり、それらの細胞同士がシナプスと呼ばれる回路を介して、情報を伝達しています[1)]。また、これらの細胞やシナプスは増えたり、減ったりと、たえず変化しながら身体内部や外部からの環境に適応しています[2)]。この複雑な脳の働きによって、ヒトは見ることや聞くこと、動くことやおいしいごはんを味わうことができます。では、何かを考察したり、推測したり、希望を持つことはどうでしょうか。心理学では「心」も脳の働きによって生まれると考えています。したがって、今感じていることや考えていることは、すべて脳が働いた結果であると捉えています。認知心理学では、知覚や記憶、学習や推測など、ヒトの認知機能を主な対象とし、実験的手法などを用いながら、私たちヒトの「心」の理解を目指しています。

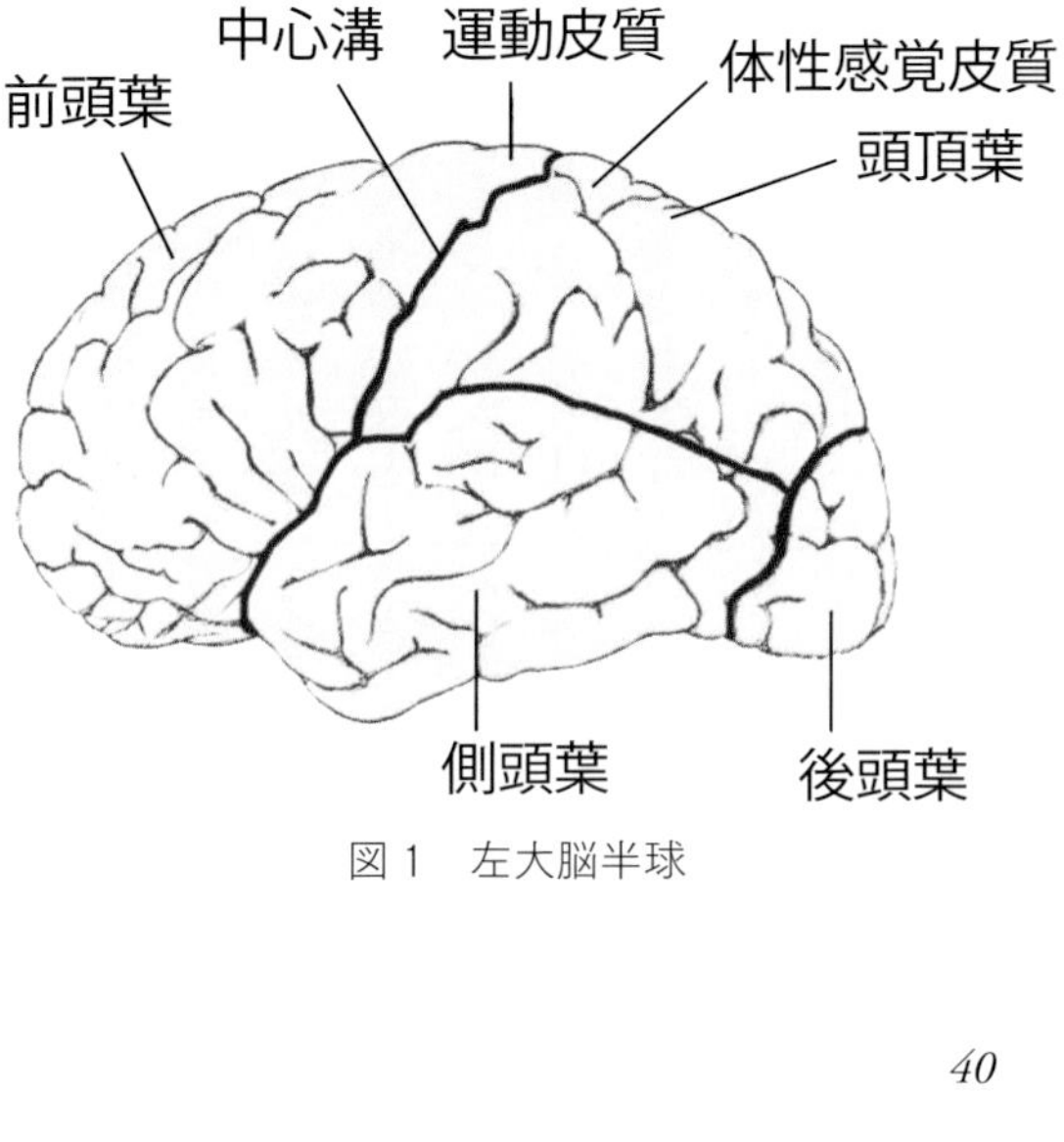

図１　左大脳半球

運動を予測する能力（運動イメージ）とは

先ほど述べたように、私たちヒトは脳の複雑な働きによって、何かを感じたり、考えたりすることができます。その中には「運動を予測する能力」も含まれています。この運動を予測する能力は「運動イメージ」と呼ばれています。近年、リハビリテーション（以下リハビリ）において、この運動イメージの重要性が注目されるようになってきています。脳卒中治療ガイドライン２００９（日本脳卒中学会）では、上肢機能障害に対するリハビリにおいて、「イメージを含めた訓練」はランダム化比較試験などにより効果が認められたため、行うよう強く薦められるとされています。運動イメージ時には運動前野、補足運動野、頭頂葉および小脳などが、実際の運動を実行せずとも活動しているため[3)]、運動実行に先立って、強化したい行為（動作）を心的にシミュレートしておくことは重要であるといえます。

運動イメージとは〝行動する主体がある一定の行為をシミュレートするダイナミックな状態。主体が行為を遂行している自分を感じていること〟と定義[4)]されています。さらに、運動イメージは主に体験イメージと観察イメージに分けられます。体験イメージとは、ふだん自分が行動をし、物事を見るときと同じ視線で、自分が実際に行っているように見たり、感じたりするイメージです。一方で、観察イメージとは、ビデオに録画した自分の姿をその後に画面で見るように、第三者的に自分を外から見るイメージです。ちょうど、料理中に自分で包丁を持って野菜を切っているときの視点や、包丁を動かしている手の感覚を頭の中で思い浮かべることが体験イメージで、その様子をビデオに録画して、客観的に外から見ることを思い浮かべることが観察イメージです。体験イメージは一人称イメージ、観察イメージは三人称イメージと呼ぶこともあり、イメージの見方にはさまざまな言葉が使われています。

運動イメージの測定方法

運動イメージの測定には、さまざまな指標が用いられており、その中の一つに身体図形を用いた心的回転（Mental Rotation：以下MR）課題があります。運動イメージ測定に用いられるMR課題とは回転角度差のある手や足の図形の左右弁別を求める課題で、これまでの研究において、MR課題の刺激図形が手の場合には、課題を遂行するために自分の手を動かしてみるような運動イメージが用いられることが示唆されています（図2）。Sekiyama[6]やParsons[7]は手の線画を単独で呈示し、右手か左手かを同定する課題では、手の線画が前額平行面上なら指先が上を向いている線画に反応時間が一番短くなり、その方位を基準に実際に運動を行った場合の動かしやすい方向の反応時間が速く、動かしにくい方向の反応時間が遅くなることを報告しています。よって、心的なイメージ操作であっても、実

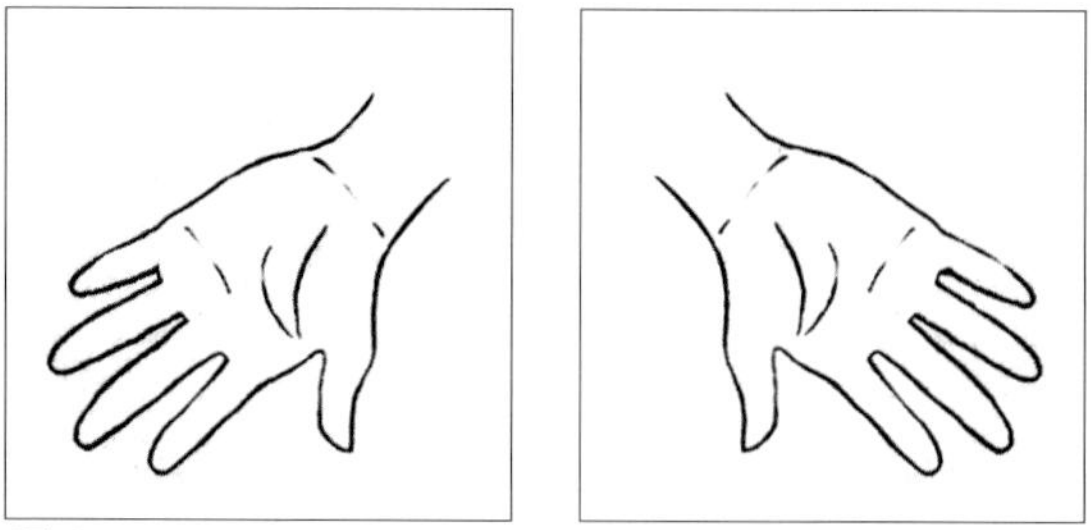

図2

手の MR 課題においては、上図のように実際に動かしにくい角度で反応時間が顕著に遅くなる。

際に自分の手を刺激に合わせようとして動かす場合の動かしやすさが影響を与えることが示唆されています。また、兒玉[8]は手や足のMR課題を用いた運動イメージ想起中の脳内神経活動部位を検証しています。その結果、MR課題中は手、足の課題ともに前頭前野、運動野、運動前野、さらには前帯状回においても有意に高い神経活動性を認めています。これらはMR課題中には運動に関与する領域が活動していることを裏づけるものであり、手（もしくは足）のMR課題は運動イメージを想起させる方法であることを示唆しています。

運動イメージを主観的に測定する方法としては、Hallら[9]の作成したMovement Imagery Questionnaire-Revised（以下MIQ—R）に基づき、長谷川[10]が作成した日本語版であるMovement Imagery Questionnaire-Revised Japanese Version（以下JMIQ—R）があります。JMIQ—Rは、片脚立ちや前屈などの比較的簡単な動作が4種類あり、それらの動作を体験イメージと観察イメージで想起してもらい、イメージを想起することは「とてもむずかしい：1点」から「とてもやさしい：7点」までの7段階の点数で自己評価する質問紙です（得点が高いほど、イメージがよくできたことを示します）。例えば、体験イメージの項目では「姿勢：足を揃《そろ》えて立ち，腕は横に下げておく。動作：右膝をできるだけ高く上げる。その際、右膝を膝のところで曲げて、左脚だけで立つ。それから右足を下ろし、また両脚で立つ。これらの動作をゆっくりと行う。課題：最初の姿勢を思い浮かべてみる。この動作を実際には行わず、まるで今やっているように体験イメージで感じてみる。このイメージを感じるのがやさしかったか、難しかったかを評価する」と教示します。このの質問紙JMIQ—Rは、若齢者での信頼性および妥当性が検討されています[10]。

運動イメージを比較的客観的に測定する方法として、心的時間測定（Mental Chronometry：MC）があります。この心的時間測定では、ある行為（動作）を実際の運動実行なしに心的にイメージし、それに要した時間を測定するもので、実際の運動実行と心的なイメージは、ほぼ時間的に一致するとされています。Decetyら[11]は、若齢者において10m先の目標まで実際に歩行する時間と、その運動を心的にイメージする時間は、1秒前後の差でほぼ一致していたことを報告しています。よって、運動実行と運動イメージ時間が一致しているほど、運動イメージが正確に想起できていると考えられます。

このように、運動イメージを測定する方法として、さまざまな指標が用いられていますが、ここに挙げたものはごく一部であり、運動イメージにおいては常に研究が進んでいるため、今後も個々の運動イメージの能力を、より的確に測定する方法が検討されていくと思われます。

加齢と運動イメージ

加齢に伴う運動イメージの変化は、さまざまな研究によって示されています。例えば、MR課題を用いた研究では、一般的に左右弁別における反応時間の速い対象者ほど運動イメージの能力が高いとされています。山田ら[12]によれば若齢群よりスポーツ経験群は反応時間が速く、加齢に伴って反応時間が徐々に遅くなることを報告しています。また、高齢群において、転倒歴のある高齢群では反応時間がより遅くなることも分かっており、運動イメージ能力と転倒リスクは関連があることが示されています。さらに、Saimpontら[13]は、若齢群と高齢群に対して、手のMR課題を実施し、高齢群のみ非利き手の反応時間が利き手に比べると遅くなることを報告しています。この要因の一つとしてSaimpontらは、加齢に伴いあまり使用していない非利き手に対する自己モニタリング能力が低下しているのではないかと示唆しています。

加齢に伴う主観的な運動イメージの変化を、質問紙を用いて調べた研究もあります。Mulderら[14]は若齢者から高齢者まで333人に対して、Vividness of Movement Imagery Questionnaire（以下VMIQ）という質問紙を用いて、体験イメージと観察イメージの能力を主観的に測定しています。VMIQは、ジャンプや走るなどの運動に関する項目が24種類あり、それらの運動を体験イメージと観察イメージで想起してもらい、それぞれ5段階の点数で自己評価する質問紙です（得点が低いほど、イメージがよくできたことを示します）。また、主にスポーツ選手向けに開発された質問紙であるため、測定時に求められる動作の中には、走るなどの高齢者にとっては転倒リスクを伴う項目も含まれています。研究の結果は、観察イメージの得点は高齢者から若齢者まで有意差はなく、体験イメージの得点においては、高齢者（67～93歳）で、若齢者（19～29歳）よりも有意に低下しました。従って、年齢が増加するにつれて、体験イメージよりも観察イメージを想起しやすい傾向にあることを示唆しています。

心的時間測定を用いた研究では、ポインティング課題によって加齢に伴う運動イメージの変化が示されています。Skouraら[15]は、Fittsの法則を利用したポインティング課題により、高齢者の運動イメージを測定しています。Fittsの法則とは、標的をポインティングするために必要な時間は、標的までの移動距離と標的の大きさに関係するという法則であり、より細かい標的を狙う運動は、大きな標的を狙う場合に比べて遅くなることを定式化したものです[16]。このポインティング課題では、紙に描かれた二つの四角の標的間を実際にポインティングする（運動実行：Overt）時間と、ポインティングをしているように運動イメージを行う（運動イメージ：Covert）時間を記録します（図3）。そうすると、若齢者では、四角の標的が小さくなるに従って、実際のポインティング時間のみでなく、それに伴う運動イメージの時間も延長することが分かっています。つまり、実際の運動実行時間のみならず，運動イメージ時間もFittsの法則に従うことが確認されています。一方で、70歳以上の高齢者においては、標的が小さくなるに従って、実際の運動実行時間は延長するものの、運動イメージの時間は標的が小さくなっても変わらなかったことを報告しています（図4）。よって、70歳以上の高齢者では若齢者と異なり、運動イメージを正確に想起できていない可能性があることを示唆しています。

このように、運動イメージ能力は加齢に伴って、徐々に低下していくと考えられます。しかし、先に述べたように運動イメージの測定方法はさまざまな指標が用いられ、日々改変が進められているため、明確な指標がないのが現状です。そこで、運動イメージの主観的な測定方法で、簡便に用いることが可能である質問紙ＪＭＩＱ―Ｒと、運動イメージの比較的客観的な測定方法であるポインティング課題を、若齢群と70歳以上の高齢群を対象に実施し、比較および検討を行いました[17]。その結果、ＪＭＩＱ―Ｒにおいては、体験イメージ得点および観察イメージ得点ともに若齢群と高齢群に有意差はなく、主観的な運動イメージの能力には、若齢者および高齢者ともに差

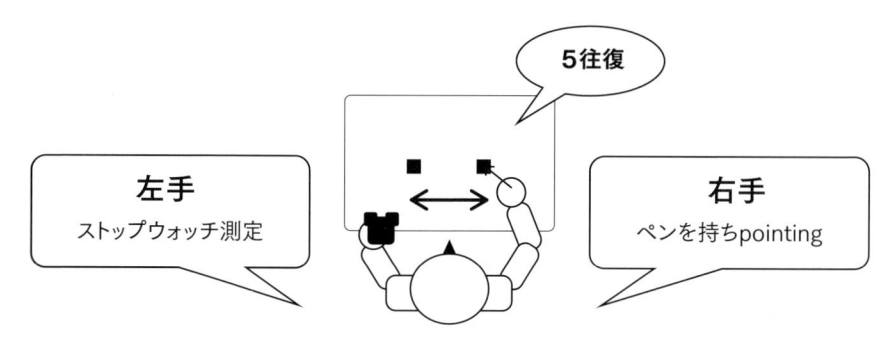

図3　ポインティング課題

対象者に2個の大きさの異なる四角い標的（サイズ5, 10, 15, 20mm）が20cm離れた位置に描かれたA4の紙を呈示。対象者にはペンを右手に握らせ、2個の標的を交互にポインティング（運動実行課題）、もしくはポインティングしている自己を運動イメージ（運動イメージ課題）させる。1試行において、5往復標的間を手が動くようにし、各標的サイズにおいて運動実行とイメージ課題を10試行ずつ、計80試行実施する。

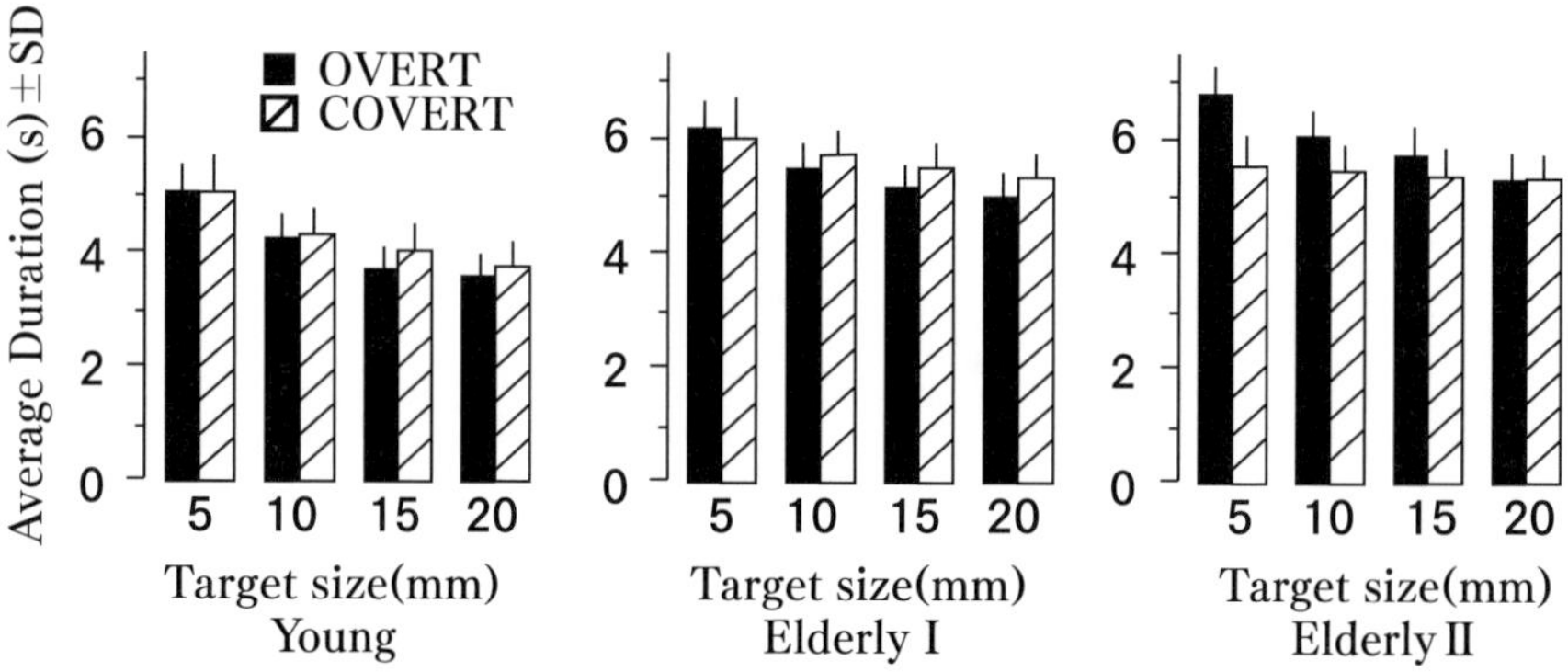

Fig.5. Histograms showing for the three groups of age the average durations (±S.D.)of overt and covert movements as a function of target's size.

図4　Skouraらの研究結果（文献15より）

若齢者（Young）は、標的の大きさ（Target size）が小さくなるにつれて、運動実行時間（OVERT）および運動イメージ時間（COVERT）がともに延長する。一方で、70歳以上の高齢者（Elderly II）では、標的の大きさ（Target size）が小さくなっても、運動イメージ時間（COVERT）は延長しない。

がないことが分かりました。一方で、ポインティング課題においては、Skouraら[15]の研究と同様に、若齢群では運動実行時間と運動イメージ時間は同様の傾向が認められたものの、高齢群では課題が難しくなると運動イメージ時間を運動実行時間よりも短く見積もる傾向を示すことが分かりました（図５）。また、質問紙ＪＭＩＱ—Ｒとポインティング課題の成績には相関が認められませんでした。このことは、ＪＭＩＱ—Ｒとポインティング課題は運動イメージの異なる側面をとらえている、もしくは、運動イメージに対して異なる感度を持っていることが示され、高齢者の運動イメージ能力の低下はＪＭＩＱ—Ｒのみではとらえきれない可能性が示唆されました。

　したがって、高齢者における運動イメージ能力の測定においては一つの方法だけでなく、複数の評価および視点から総合的に考えていくことが重要である[18]と考えられます。

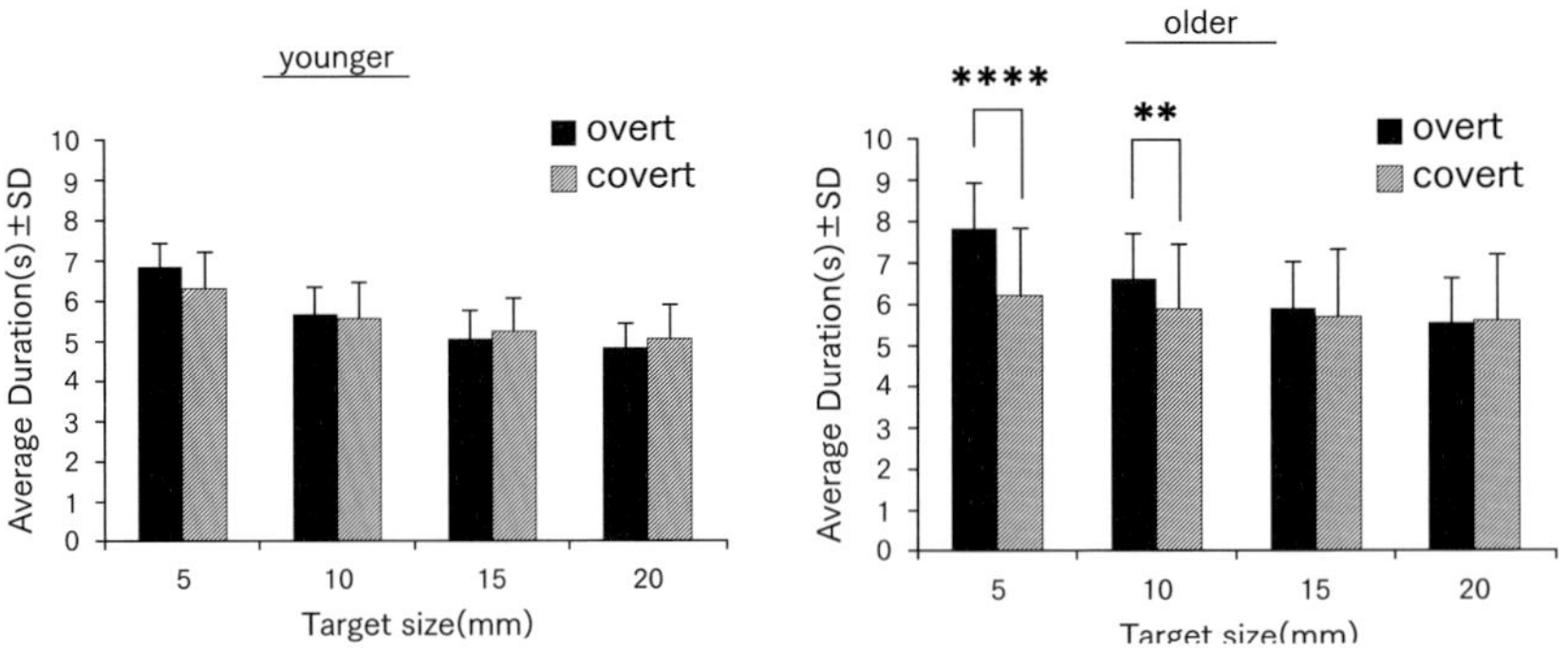

図５　ポインティング課題の所要時間 (**p < .01 , **** p < .001) (文献 17 より)

若齢者 (younger) は、運動実行時間 (overt) と運動イメージ時間 (covert) がほぼ同様の傾向を示す。一方、高齢者 (older) では標的の大きさ (Target size) が小さくなると、運動実行時間と運動イメージ時間の差が有意となり、運動イメージ時間を運動実行時間よりも短く見積もる。

運動イメージ能力の低下と転倒の関連

さまざまな運動イメージ能力を測る研究において、高齢者の運動イメージ能力は徐々に低下するものと考えられます。先に述べたように運動イメージとは、運動を予測することであり、高齢者ではこの運動の予測を高く見積もる傾向にあることが明らかにされています。Robinovitchら[19]は、若齢者と健常高齢者を対象に、手のリーチ課題において予測したリーチ範囲と実際のリーチ範囲を比較し、その誤差を検討しています（図6）。その結果、若齢者の予測したリーチ範囲は実際のリーチ範囲より小さくなり、自己の運動を過小に予測する傾向にある一方で、高齢者では予測したリーチ範囲は実際のリーチ範囲より大きくなり自己の運動を過大に予測する傾向にありました。よって、若齢者は自己の運動能力を控えめに評価する一方で、高齢者においては自己の運動能力の限界に対する気づきが低下しているため、実際の運動能力よりも運動予測を高く見積もってしまう可能性を示唆しています。

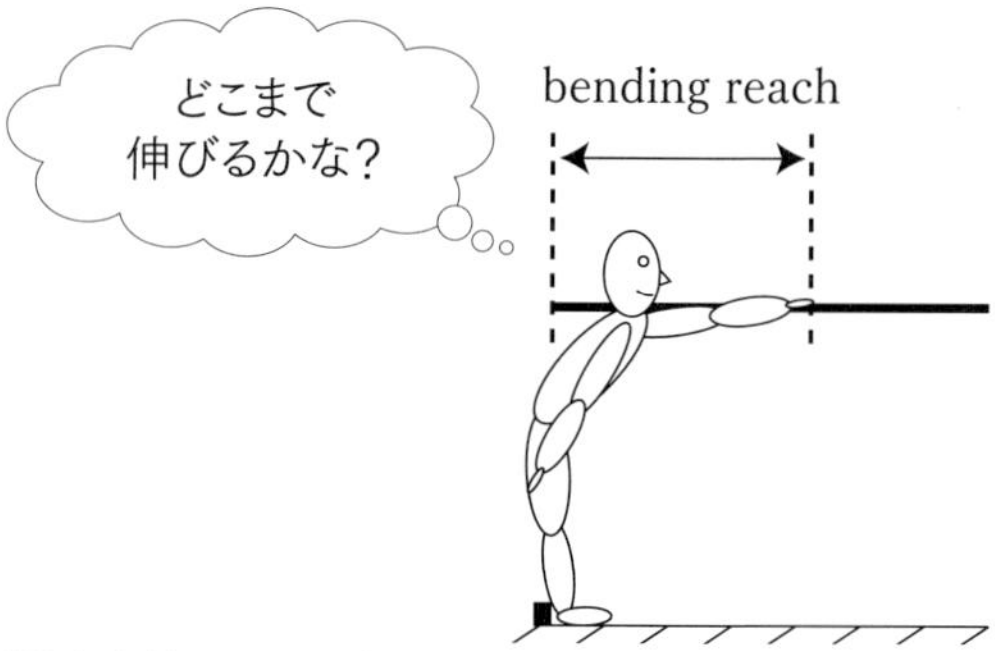
どこまで
伸びるかな?
bending reach

図6　リーチ課題(文献 19 より)

実際に手を前方に伸ばし、その最大距離(実測値)を測る前に、どこまで手が前方に伸びるかを予測(予測値)してもらう。
若齢者：予測値＜実測値。高齢者：予測値＞ 実測値。

高齢者の自己運動の予測における過大評価性は、転倒とも関係があることが示されています。岡田ら[20]は、地域高齢者163人（平均年齢75・9±5・2歳，男性55人、女性108人）を対象にリーチ距離の見積もり誤差（最大リーチ距離の実測値から予測値を引いた値）と転倒恐怖心を評価し、転倒との関係について調査しています。転倒恐怖心の測定には質問紙法で、信頼性、妥当性ともに確認されているFalls Efficacy Scale（FES[21]）を用いています。FESは10項目の関連動作から構成されており、例えば「戸棚やタンスを開ける」動作などを転倒することなく達成できる自信の程度をそれぞれ得点化（1項目：1～10点）するものです。FESの得点は10点から100点の範囲で示され、得点が高いほど転倒恐怖心が強いことを表しています。また、転倒に関しては「転倒なし群」「1回転倒群」「複数回転倒群」の3群に分類しています。結果は、見積もり誤差において複数回転倒群は転倒なし群と比較して、自己のリーチ能力を有意に過大評価する傾向にあり、見積もり誤差とFESが複数回転倒と関連があったことを示していま

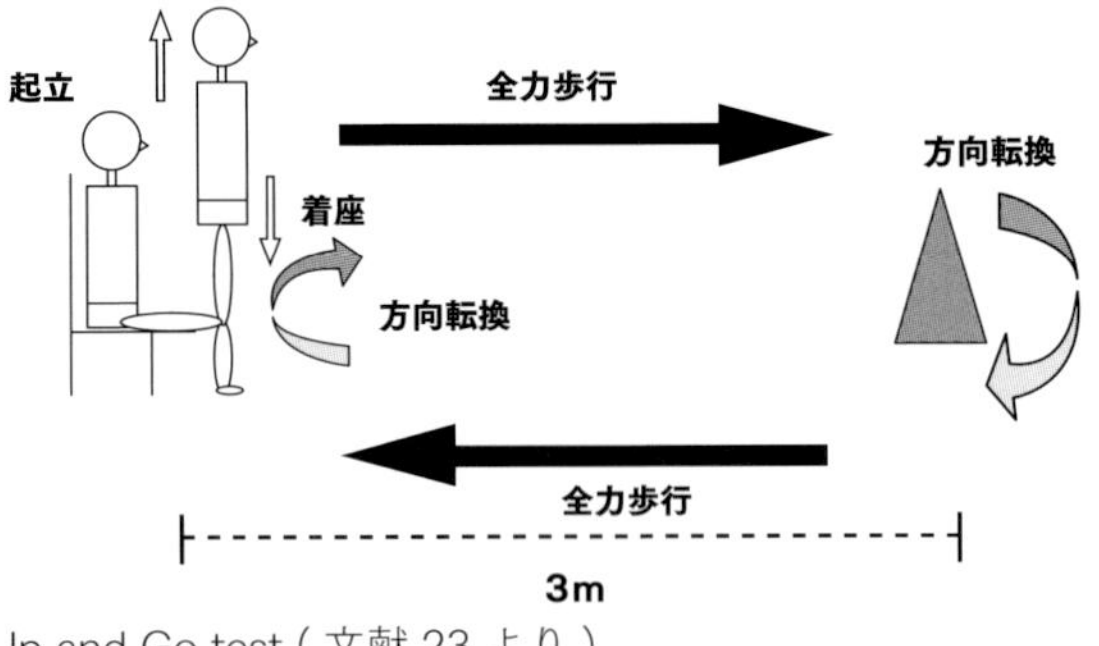

図7　Timed Up and Go test (文献 23 より)

対象者がなるべく早く椅子から立ち上がり 3m 先の目印を折り返し，再び椅子に座るまでの時間を計測する。iTUG は、実際には動かずに TUG を運動イメージした時間を計測する。

す。さらに、春山ら[22]は、脳卒中患者47人を対象に、実際に最大速度でTimed Up and Go testを実施するときの運動イメージ時間を測定するimagined TUG（ｉＴＵＧ）を用いて、実際のＴＵＧにおける測定時間との差が転倒予測に有用であるかを検討しています（図7）。その結果、非転倒者よりも転倒者の方がｉＴＵＧの時間を実際のＴＵＧにかかる時間よりも少なく見積もっており、転倒者は非転倒者よりも過大評価をする傾向にあったことを報告しています。よって、脳卒中患者においても運動イメージ能力と転倒リスクは関連があることが示唆されています。

このように、加齢あるいは脳卒中に伴う運動イメージ能力の低下と転倒リスクは関連があることが明らかにされています。しかし、運動イメージは身体機能や注意、ワーキングメモリなどを含む認知機能と相互作用していると考えられます[24]。よって、運動イメージ能力の低下のみが、転倒リスクを高める要因ではないことを念頭に置いておく必要があります。しかしながら、運動イメージ能力を的確に測定し、改善を図っていくことは、転倒リスクを前もって予測し、危険性を減らすことにつながる可能性があると考えられます。

リハビリにおける運動イメージの効果と今後の課題

リハビリにおいて、運動イメージ訓練の効果が認められることが明らかにされつつあります。Page ら[25]は脳卒中片麻痺《まひ》患者32人を二つの群に分け、一つの群にはリラクゼーションと機能訓練（手の運動課題）を行い、もう一つの群にはイメージ訓練と機能訓練（同じ手の運動課題）を週

2回、6週間行っています。その結果、片麻痺の上肢機能を評価するAction Research Arm TestやFugl-Meyer Assessmentにおいて、イメージ訓練と機能訓練を実施した群は、リラクゼーションと機能訓練を実施した群に対して上肢機能がかなり有意に改善したことを報告しています。また、運動器疾患による運動イメージ能力の低下も示唆されています。山田ら[26]は、肩関節周囲炎患者60人に手のMR課題を実施しました。実験の結果、健側に対して患側では反応時間が有意に遅くなり、この患者60人に対して週2〜3回の外来理学療法を一定の改善を認めるまで実施したところ、介入後には健側、患側のMR課題の反応時間に有意差はなくなったことを報告しています。これらのことより、機能訓練のみならず、運動イメージ能力を測定しておくことや、運動イメージそのものに介入することは、身体機能（あるいは認知機能）の回復の一助となる可能性があります。一方で、脳卒中患者に対する運動イメージ訓練には効果がないとする研究[27]もあり、リハビリにおける運動イメージ能力の測定や介入方法については今後も慎重に検討していく必要があります。しかし、先にも述べたように運動イメージ想起時には実際に運動（行為）を行わずとも、脳の運動関連領域が活動する[3]ため、実際の運動に近い効果を、リスクを伴わずに得られる可能性があり、重度の脳卒中片麻痺や運動器疾患の急性期における介入方法として期待できると思われます。

さいごに〜作業療法と認知心理学〜

現在、わが国では高齢化が進んでおり、総人口に占める65歳以上の割合（高齢化率）も27・7%となってきています。[28] 今後もこの傾向はしばらく加速していくことが予測されており、高齢者の認知、運動機能の維持および低下予防が課題となってきています。はじめに述べたように、認知心理学では、ヒトの認知機能や心について行動や脳機能（認知神経科学）などのさまざまな視点から明らかにしようとしています。昨今の作業療法においては、加齢や疾患による認知機能や運動機能の低下に対する予防、あるいは回復を図っていくことが求められていますが、これら認知心理学の研究によって明らかになった根拠（エビデンス）が、作業療法を実施する上で参考となり得ます。

私たちヒトが生活を営むためにはさまざまな認知機能が働いており、晩ごはんの材料を買いに行くことができない原因には、身体機能の障害のみでなく、注意や記憶、あるいは予測する能力が障害されている可能性があることを念頭に置いて、私たち作業療法士は対象者と関わっていく必要があると思われます。

【引用・参考文献】

（1）金澤一郎：カンデル神経科学（宮下保可監修），メディカル・サイエンス・インターナショナル，2014.

（2）フロイド Eブルーム他著：新・脳の探検 上（中村克樹，久保田競監訳），講談社，2004.

（3）Hanakawa T, Dimyan M, Hallett M:Motor planning, imagery, and execution in the distributed motor network: A time-course study with functional MRI, Cerebral,Cortex, 18:pp2775–2788, 2008.

（4）Decety J, Jeannerod M:Mentally simulated movements in virtual reality:Does Fitts's law hold in motor imagery?, Behavioural Brain Research, 72:pp127-134, 1996.

（5）長谷川望：日本語版運動心像質問紙改訂版（JMIQ-R）の作成，イメージ心理学研究，2：pp25-34, 2004.

（6）Sekiyama K:Kinesthetic aspects of mental representation in the identification of left and right hands, Perception & Psychophysics, 32:pp89-95,1982.

（7）Parsons LM:1987,Imagined spatial transformation of one､ s hands and feet, Cognitive Psychology, 19:pp178-241,1987.

（8）兒玉隆之：Mental Rotation 課題時における脳内神経活動の空間的解析，LORETA 解析を用いた検討，理学療法学，25：pp721-727, 2010.

（9）Hall CR, Martin KA:Measuring movement imagery abilities : A Revision of the Movement Imagery Questionnaire, Journal of Mental Imagery, 21:pp143-154, 1997.

（10）長谷川望：日本語版運動心像質問紙改訂版（JMIQ-R）の作成，イメージ心理学研究，2：pp25-34,2004.

（11）Decety J, Jeannerod M, Prablanc C:The timing of mentally represented actions, Behavioural Brain Research, 34:pp35-42,1989.

（12）山田実，上原稔章：運動イメージ想起能力の年代別基準値の作成および高齢者における転倒との関係，手・足の写真によるメンタルローテーションを用いた検討，理学療法学，23：pp579-584, 2008.

（13）Saimpont A, Pozzo T, &Papaxanthis C:Aging affects the mental rotation of left and right hands, PLoS ONE, 4, e6714. doi:10.1371/journal.pone.0006714:2009

（14）Mulder T, Hochstenbach JBH, Heuvelen MJG, et al:Motor imagery, The relation between age and imagery capacity, Human Movement Science:pp203-211,2007

（15）Skoura X, Papaxanthis C, Vinter A, et al:Mentally represented motor actions in normal aging I. Age effects on the temporal features of overt and covert execution of actions, Behavioural Brain Research, 165:pp229-239, 2005.

（16）Fitts PM:The information capacity of the human motor system in controlling the amplitude of movement, Journal of Experimental Psychology, 47:pp381-391, 1954.

（17）小手川耕平，寺本渉，積山薫：高齢者のもつ運動イメージ，質問紙調査法ＪＭＩＱ―Ｒとポインティング課題の比較，認知心理学研究（印刷中）：2019.

（18）門馬博：属性の異なる運動イメージ能力評価の相互関係に関する検討，理学療法学，29：pp45-49，2014.

（19）Robinovitch SN, Cronin T:perception of postural limits in elderly nursing home and day care participants, Journal of gerontology：Biological Sciences, 54:pp124-130, 1999.

（20）岡田洋平，高取克彦，梛野浩司，他：地域高齢者におけるリーチ距離の見積り誤差と転倒との関係，理学療法学，35, pp279-284, 2008.

（21）Tinetti ME, Richman D, Powell L:Falls efficacy as a measure of fear of falling, Journal of Gerontology, 45:pp239-243,1990

（22）春山幸志郎，川上途行：imagined Timed Up and Go test は脳卒中患者における自宅退院後6カ月間の転倒リスクを識別できるか，The Japanese Journal of Rehabilitation Medicine, 52:pp352-357,2015.
（23）我満衛、奥本怜子、西畑満純，他：Timed Up & Go test に影響を与える運動機能因子の検討，総合健診，41：pp586-590,2014.
（24）森岡周，松尾篤，イメージの科学，リハビリテーションへの応用に向けて，三輪書店，2012.
（25）Page SJ, Peter BA, Leonard A:Mental practice in chronic stroke, Results of a randomized, Placebo-controlled trial, Stroke, 38:pp1293-1297,2007.
（26）山田実，樋口貴広，森岡周，他：肩関節周囲炎患者における機能改善とメンタルローテーション能力の関連性，理学療法学，36:pp281-286, 2009.
（27）Ietswaart M, Johnston M, Dijkerman HC, et all:Mental practice with motor imagery in stroke recovery：randomized controlled trial of efficacy, Brain, 134:pp1373-1386, 2011.
（28）内閣府，平成30年度版高齢社会白書，2018.

うつ病患者への生活支援

桜が丘病院　田尻　威雅

はじめに

私が、「うつ病患者への生活支援」について常に念頭に置いていることは「自分自身が患者にとって心地よい道具となっているか」ということです。これは、自分の言動一つで患者の心を癒すことができるが、時には凶器のように傷つける恐れがあるという作業療法士にとって基本的なことです。このことに自覚がないと信頼関係の構築が困難で、ニーズの理解からも遠ざかってしまいます。

うつ病の治療に重要なことは、患者自身が主体的に取り組むことから得られる「直面化」「気づき」「自己洞察」「内省」のプロセスです。これに沿って作業療法士が関わっていくのですが、特にうつ病患者は他者の言動に敏感であるため細心の配慮をしています。そこで、作業療法士としての資質が必要とされます。ここでの資質とは、患者に信頼されるために職業人としての望ましい態度や行動がとることができることと、患者のニーズを満たす作業療法を実施するための知識や理論です。

今回は、桜が丘病院で行われている院内作業療法からDC（デイケア）や訪問などの地域作業療法活動まで、日々取り組んでいる作業療法の活動内容とそれに伴う配慮のポイントを中心に述べます。

うつ病の特徴

まずは、うつ病により生じる特徴的な認知の歪みを理解する必要があります。

認知療法・認知行動療法では、認知に働きかけて気持ちを楽にする精神療法の一種で、認知は「ものの受け取り方や考え方」という意味です。ストレスを感じると悲観的に考えがちになって、問題を解決できないこころの状態に追い込んでいきますが、認知療法では、そうした考え方のバランスを取ってストレスに上手に対応できるこころの状態を作っていくとされています。

次に、その認知の歪みの特徴的な例を挙げます。

(1)思いつきを信じ込んでしまう【根拠のない決めつけ】
(2)物事をすべて白か黒かの考え方でわりきろうとする【白黒思考】
(3)自分が着目していることにだけ目を向け、短絡的に結論づける【部分的焦点づけ】
(4)自分が関心のあることは拡大して捉え、反対に自分の考えにあわないことは小さく捉える【過大評価・過小評価】
(5)「こうすべき」と、過去のことをあれこれ思い出して、自分の行動を制限する【べき思考】

(6)少数の事実を取り上げ、すべてのことが同じような結果になるだろうと結論づける【極端な一般化】
(7)何か悪いことが起こると、自分のせいで起こったと自分を責めてしまう【自己関連付け】
(8)自分で否定的な予測を立て自分の行動を制限してしまい、予測通り失敗すると、その否定的な予測をますます信じ込んでしまう【自分で実現してしまう予言】

などがあります。

このような状態にある患者との対応で、最も気を付けていることは「患者の言葉の中に含まれる感情」を理解することです。さまざまな言葉で話されている中で、理解しがたい内容の発言があったとしても、その気持ちは誰も侵せない真実です。よって、重要であるのは「気持ちを理解する」という治療者の姿勢で、それがない限り患者からの信頼を得ることができず、治療契約も結べないと考えています。

桜が丘病院とは

精神科単科病院で、2018年5月31日現在で約190人が入院しており、その中でうつ病患者は約130人という全国的に珍しいうつ病治療に特化した病院です。院内の作業療法士は12人、DC・うつ病リワークセンターに2人、アウトリーチセンターに2人、訪問看護ステーションに

3人が常勤で配置されています。

うつ病作業療法：ドイツのタンネンホフ（Tannenhof）病院モデル

うつ病作業療法を展開するにあたって、2002年に世界でも先駆けてうつ病のリハビリテーションを行っていたドイツのタンネンホフ（Tannenhof）病院で研修を受け、それを桜が丘病院版としてアレンジしています。

その中で、主として生活ストレスへの対処技能を高めて健康の保持と増進を促し「新しい生活デザイン構築」と「体力作り」に役立てることとしています。まずは、自らの生活ストレスを自覚し、ストレスフルな出来事を乗り越えることができるような対処技能を高めて、健康を維持・増進していくことが重要です。つまり、個別のニーズに合わせた社会的な役割と健康増進活動を調和していくことが必須事項となります。

特にうつ病患者に対しては、単に休養するだけでなく、規則正しい生活を整えて必要に応じて活動性を上げげた状態を維持することをポイントとします。さらに、ストレス対処技能を単に身につける実践をするだけではなく、運動を習慣化することでストレスに耐える心と体の体力作りをすることを重要視しています。

タンネンホフ病院のリハビリテーションプログラムは簡潔に役割分担されています。ここは、作業療法士（Erg ot herapiest）、理学療法士、物理療法士、臨床心理士、音楽療法士、運動療法士などさまざまな職種がニーズに合わせて多彩なプログラムを運営しています。その中で、作業療法士は絵画や籐細工などの創作活動を主として行っています。

当院では、それをモデルとしながら、その他の運動療法士や音楽療法士などが行っていたさまざまなプログラムも作業療法の中に取り入れています。これらのプログラムを作業療法として取り入れたのは、多種多様で最適なリハビリを患者自身が選択できるように提供するためのツールとするためでした。

その中でも、特徴的なプログラムとしてプールの足洗いのように水とお湯を張った二つのレーンを踏むように歩く〝水踏み〟を早朝7時より実施しています。主な効果は、冷水に触れる触覚刺激や温度刺激の入力から、交感神経系が賦活され、覚醒を促し目覚めをよくします。それに加え、血液の循環がよくなったことで脳血流量の増加が期待されます。うつ病は脳機能が低下している状態であるため、血流をよくすることでうつ症状の改善を図ることができます。また、快刺激の入力、水踏みに参加するという一日のスタートのきっかけから、余裕をもった行動へとつなげることができます。

これらを2003年のうつ病棟開設時に当院の治療方針として、従来の「日中は離床を積極的に促す」という概論的な取り組みではなく、「午前7時の水踏みから、朝のミーティング、午前・午後両方の作業療法に主体的に参加し心と体の体力作りを行う」という治療方針を患者が入院時に承諾していただくことからスタートしています。それをチーム全員で行うリハビリテーションとして組織的に展開してきました。

このとき、患者と共に目標設定する場合に気をつけている点として、目的達成のために他者から「こうしたほうがいいですよ」と安易に説得された行動である【他己説得】にならないようにしています。つまり、他人から言われて説得されては自ら行動して実を結ぶ可能性は低いと言われています。よって目的達成のための方法を自分自身で発見選択して行動が起こせるように、質問を投げかけ、その質問に患者が答えるプロセスの中で、自然に自分自身をある行為に向けて説得し動いていくのをサポートしています。この【自己説得】した行動は【他己説得】された行動よりも現実化する可能性が高いため、治療の説明を指示と捉えられないように患者への意思を尊重した質問を中心に行うように心掛けています。

休息

院内でのうつ病作業療法では、休養・休息について患者と語る機会が多くなります。このときも、十分に気持ちの理解を示す傾聴をしながら次のように治療の説明を行っています。「休養＝寝る」のみではありません。一般的にうつ病の治療について「まずは休養……」「ある程度休養の時期が過ぎると……」など〝休養〟という言葉が多く使われています。さらに、一般的にうつ病患者へ休養を促すとき、「まずはゆっくりしていてください。休養がとれてからですね」などとなんとなく漠然とした言葉かけもよく聞かれます。

しかし、この〝休養〟という言葉はそれぞれの患者にさまざまな尺度があり、「何をもって、何をして、どうなったら」休養が取れたかということは客観的には判断しにくいものなのです。よって、作業療法士として適切で有効な〝休養〟についての捉え方を持っていないと、作業療法の導入時期を検討するタイミングを逃したり、チームへの報告・連絡・相談の内容も乏しくなったりする可能性が出てきます。

厚生労働省の〝休養・こころの健康〟によると、「休養」は疲労やストレスと関連があり、二つの側面があると言われています。

一つは「休む」こと、つまり仕事や活動によって生じた心身の疲労を回復し、元の活力ある状態にもどすという側面であり、二つ目は「養う」こと、つまり明日に向かっての鋭気を養い、身体的、精神的、社会的な健康能力を高めるという側面です。

このような「休養」を達成するためにはまず「時間」を確保することが必要で、特に、長い休暇を積極的にとることが目標となります。しかし、このような休養の時間を取っても、単にごろ寝をして過ごすだけでは真の「休養」とはならず、リラックスしたり、自分を見つめたりする時間を一日の中に作ること、趣味やスポーツ、ボランティア活動などで週休を積極的に過ごすこと、長い休暇で、家族の関係や心身を調整し、将来への準備をすることなどが真の休養につながります。休養におけるこのような活動が健康につながる種々の環境や状況、条件を整えることとなっていくことから、今日の健康ばかりでなく、明日の健康を考えていくところに「休養」の意義づけをし、「積極的休養」の考え方を広く普及することが重要です。

そこで、寝る以外にもさまざまな休養の取り方があることを説明し提案してみることも大切となります。もちろん患者のペースに合わせ〝回復を待つ〟ということは十分理解した上ですが、患者が少しでも具体的に「何かしてみようかな」という関心が起きたときに、速やかにＯＴ活動に参加し体感できる環境を事前に準備していることが重要です。

ここで作業療法の特徴である、①できる限りストレスがかからず、②言語を使用せずとも交流を可能とし、③その場で直接的に感じることができる〝OT活動〟を用いて休養を体験してもらいます。さらに集団で行った場合は、メンバーの休養法を学んだり、他者の様子を見て自分の休養に対する考え方に対して理解を深めたりすることも可能です。

また、作業療法プログラムで精神的なリフレッシュ効果が高いと思われるものを次の四つに分けて、自分に合った休養の取り方をさまざまな角度から考え実践します。

(1)体を動かす（ストレッチ、ウォーキング、スポーツ、など）
(2)体を休める（横になる、のんびりとソファーに座る、など）
(3)心を動かす（声を出す、笑う、など）
(4)心を休める（音楽を聞く、自然を眺める、お香の匂いをかぐ、など）

これらを行ってみて、作業療法士や参加者と一緒に〝自分のための自分で行う休養〟を模索することが、うつ病作業療法にとって大切な要素と言えます。

また、〝休養〟をとることを中心としたOT活動終了後に「気分はよくなりましたか？」と聞いてしまうと、患者からみると〝よくなった〟という言葉に対して深く考えてしまったり、逆に一種の批判と受け止められたりする可能性もあります。そこで「楽になりましたか？」という言葉を用いて〝より楽になったか〟という指標を基に作業療法を展開していくようにしています。

心と体の体力作り

「体力」とひと口に言っても、単に体を動かすためには筋肉のみではなく、それを動かすための精神的な要素も重要です。

身体的要素には、筋力・持久力・敏捷性・協応性・柔軟性など行動体力と、刺激に対して反応し恒常性を維持する力で、環境への耐性抵抗力などの防衛体力が挙げられます。

また精神的要素には、精神的作業能力（知力）を指す正確性・迅速性、持久性などの行動体力と、精神的ストレスに対する抵抗力などの防衛体力が挙げられます。

これらの体力を総合的につけるための作業療法士の視点と患者に説明する必要があります。そのために、運動や創作活動、リラクゼーションなどそれぞれの作業療法プログラムで対応します。

さらに、基礎体力を向上するには「日中活動して、夜に心身の回復を図る質の高い睡眠をとる」ために規則正しい生活リズムの再構築が必要です。そのため、当院の精神科作業療法は2時間という枠にとらわれず、朝の水踏みから、朝の職員患者ミーティング、午前・午後の作業療法活動と一日を通しての生活に作業療法士が関わっています。

運動

心と体の関連性として「体が軽くなることで気分も軽くなる体験」というテーマで運動を毎日の作業療法に取り入れています。

運動をすると気分がスッキリすることは誰もが経験していることです。しかし、この周知の事実に対して見合った実践がされていないのが実情でもあります。特に、精神疾患による病気の症状や不規則な生活習慣の影響で運動不足になりやすい傾向がみられています。

厚生労働省のみんなのメンタルヘルス総合サイトにもあるように、ライフスタイルはこころの健康にも大切で「ストレスとじょうずにつきあうには、まず毎日の生活習慣を整えることが大切です。バランスの取れた食事や良質の睡眠、適度な運動の習慣を維持することが、健康の基礎固めになります[1)]」と言われています。

よって、ここでは「運動を行ったことの影響により、生活習慣の再構築から心身ともに改善していく」ということを中心として精神科作業療法で行う運動療法について説明します。

運動を作業療法として用いる場合、運動自体を治療因子とした（＝in）とツールとして用いる（＝as）と大きく二つに分けて整理します。

(1)運動そのものの治療因子として（＝in）

①気分の安定：ストレス発散・不安症状の改善や心地よい感覚や動きを得られます。

②食欲増進：「おいしい」と感じ、食事が楽しめます。

③睡眠の改善：心地よい疲労感や臥床時間を減らすことで睡眠の質が向上します。

(2)運動を作業療法での介入に用いるための作業道具として（＝as）

①治療へ主体的に取り組む：運動して「体が軽くなる」から「気分が軽くなる」体感を得ることを繰り返すことで自らの行動を強化して、生活習慣の一部とします。また、作業療法士とのフィードバックを重ねることで体調に合わせた運動メニューを組み立てられます。

②成功体験：目標設定が明確であるため達成感を得やすく、小さな達成感を成功体験として重ねていくことで自信の回復や心の体力作りにつながります。

③直面化・内省：運動を通して活動と休息のバランス集団治療因子の要素により、さまざまな気づきをもたらします。

④対人交流による安心感や楽しみを得ます。

⑤回復の物差しとなります。

また、運動が当事者にとって有効であるかどうかは、国際生活機能分類（以下ＩＣＦ）にあるさまざまな領域（domains）を系統的に分類し理解する必要があります。この領域（domains）とは、「生理的機能、解剖的機能、行為、課題、生活・人生のさまざまな分野における実際的で有意義な組み合わせをなした複数のまとまりのことである」ことを指します。そして、一人一人の患者自身が運動をどのように受け止め、どのような動機で行うかが重要です。

免疫力を高めてバランスの良い体力作り

①ストレスにより崩れやすい自律神経、ホルモン、免疫力の働きを調整し、ストレスに耐えやすい体力を作ります。
②無理をしない自己のペースを知り、日常生活の中で適切な運動を行います。
③心地よい感覚や動きを感じられるものを取り入れます。
④体内リズムを安定させます。

主体性

「過度なストレス」が脳の海馬を萎縮させ、さまざまな精神疾患に関与していると言われています。そして、自発的な運動が海馬の神経細胞増殖を促進させ抑うつ低減効果を示すことが報告されています。しかしながら、強制的な指示の下に運動を行った場合、海馬の神経細胞増殖は促進されません。よって、運動が自発的に行われるか否かは重要な問題です。自発的な運動をするためには動機づけをより内発的にあるいは外発的な動機づけでも主体性の高い動機づけとなるような工夫が必要です。また、自己の運動を実現しているのは自分自身であるという主体の意識（運動主体感）は脳のイメージと実際に動いた感覚の差異を最小限とするために重要となります。さらに、自己の行動をコントロールできているという感覚は症状回復の実感におけるポイントとなります。

習慣化

プログラムに無理なく定期的に参加できることを目標とします。そして、活動性を高めながら退院後の生活を見据えた体力作りを行います。また、日常生活において般化するように道筋を立てていきます。そのためには、負荷量と体力、自己のペースを把握し企画して取り組むことができるような支援を行うことが重要となります。

作業感

自分が作業を行っているという身体を通して浮かび上がる感覚です。身体的・精神的な感覚を感じるままに感じながら作業に取り組み、自分に浮かび上がるものを受け止めていき、それに気づきます。そのプロセスこそが「生きる」ことにつながり、自分らしく生きていくためのポイントとなります。

介入のポイント

運動開始に当たって、精神面・身体面のリスクを確認します。運動中の事故防止に重点を置き、記録用紙に患者本人が記入することは運動のリスクを評価する手段としてとても有効です。また、事前に既往歴、家族歴、服薬、転倒歴、生活習慣、身体に症状がある場合の自覚症状・痛みの有無、ニーズ聴取、平常時血圧・脈拍、日常生活活動能力を把握しておく必要があります。さらに問診以外に体温、倦怠感、睡眠、食欲、頭痛・腹痛の有無、関節痛の有無、疲労、前回の運動時の疲れ、実施意欲、精神症状を確認しておくことも重要です。

気分・体調に関しては、数値化（10段階評価やパーセンテージにて評価）して示し、可視化します。これを用いることで介入前後での回復の感覚を比較的容易に意識することができます。実際に身体を使いながら確かめ、活動を通して身体との付き合い方を学習することが大切です。作業療法士は、発言や表情などを通して表現された思考や感情に理解を示します。

フィードバック時の注意点として、過大評価や過小評価の場合は運動過程での数値化されたものを用いて共に振り返り確認を行っていきます。これらにより認知行動療法的な要素が加味され、患者本人に合ったペースの把握と運動習慣が安全に定着することが期待されます。

地域支援

退院後、患者は課題やストレスに再び直面します。再発予防の観点からもストレスとうまく付き合うための新しいスキルの実践、継続ができるよう支援を行う必要があります。

具体的な支援を行うために訪問を行い、実際に生活している空間で患者の望む生活を一緒に考え、ビジョンを共有することができるという強みがあります。そのためにも、患者を知るというより理解することが重要です。つまり、患者が歩んだこれまでのライフストーリーに耳を傾け、生活の中で何を大切にしているか、患者の生き方を理解する必要があります。この過程を踏まえたうえで初めて患者に寄り添った生活支援につながると思っています。

また治療者自身が患者にとって心地よいと感じることができるような道具（＝ツール）となるためにも、相手が支援者に何を求めているのかを常に考えています。地域生活において会話をする機会が少ない方も多くいらっしゃいます。よって、その機会を生かすためにも、患者が今「どう感じているか」「どう思っているのか」という感情にフォーカスしながら話に耳を傾けます。そして、相手が心地よく感じる視線であると言われている肩の高さを見ながら、姿勢、うなずき、表情、声すべてを使って「あなたのすべてを受け入れる」というメッセージを送ります。そのような配慮が患者にとって話をするということが安心や心地よさを感じられるものとなっていると思っています。

また、生活を送る上で患者は多くの選択、責任を求められます。選択場面では不安や、気分の揺らぎにつながりやすい患者も多く見られます。ここで大切にしていることは、患者は「支援者にアドバイスを求めている」というよりも「不安な気持ちに寄り添い、一緒に考えてくれる相手を求めている」ということを念頭に入れて対応しています。

そして患者自身が選択し、行動を起こせるよう患者の決定をサポートしていきます。作業療法士はよき理解者となり患者の望む生活を支えていくことが重要であると思いながら日々の業務に取り組んでいます。

終わりに

今後も、自己研鑽《けんさん》していく上でエビデンスの学習はもちろんでありますが、「自分自身が患者にとって心地よいツールとなっているか」を常に自問自答して仁愛と思慮ある作業療法士を目指していきます。

謝辞

今回の執筆に協力して頂いた熊本保健科学大学卒業生である、中山真紀先生、本部栞先生、坂田彩妃先生に感謝致します。

【引用文献】

(1)厚生労働省ホームページ「みんなのメンタルヘルス」
http：//www.mhlw.go.jp/kokoro/first/first02_2.html

児童・思春期ユニットにおける作業療法

向陽台病院　浦田　健太郎

はじめに

文部科学省の2015年度発達障害の可能性のある児童生徒等に対する支援事業報告会で、知的発達に遅れはないものの学習面または行動面で著しい困難を示すとされた児童生徒の割合は6・5％（2012年）、特別支援教育を受けている児童生徒は、支援クラス、支援学級など全部含めて2・9％（同年）、この両者の合計は9・4％となり、全体の約1割の児童が発達障害の可能性があり、特別な教育的支援を必要としていることになります。

文部科学省の同調査では、2018年5月1日の時点で通級指導を受けている子が調査を始めた1993年度との比較では、約8倍に増えています。通級指導とは、通常の学級に在籍する、比較的軽度の障害がある児童生徒に対して、障害の状態に応じて特別な指導を行うための教室。教科の学習は通常の学級で行います。言語障害・自閉症・情緒障害・弱視・難聴・学習障害・注意欠陥多動性障害（ADHD）・肢体不自由・病弱・身体虚弱の児童生徒が対象です。

発達障害児の増加要因としてさまざまな理由が挙げられていますが、はっきりとは分かっていません。かつては、「ちょっと変わった子」や「落ち着きのない子」と言われていた子どもたちが、発達障害の診断概念が広がり、診断名が付く子の人数が増え、「発達障害」と診断される時代になったことは一因としてあると思います。発達障害の社会認知が広がるにつれ、以前であればスルーされていた子どもたちの学習環境の変化、学校や医療機関、行政や支援事業所など関係機関との連携なども大きく変わってきています。

児童・思春期ユニットの概要

向陽台病院は熊本県北部に位置する198床の精神科病院です。そのうち児童・思春期ユニットは2008（平成20）年11月に11床からスタートし、2010（同22）年2月には20床、2012（同24）年9月には24床、そして2014（同26）年5月には27床となり、現在に至ります。

2014年度から3年間の対象者数、平均年齢、平均入院患者数、平均在院日数（表1）を比較してみると、年齢は低年齢化傾向。入院者数、入院期間は増加傾向で、入院生活を送る時間が長くなっています。男女比はほぼ1対1でした。

入院者の疾病分類としては図1で示されるよう、発達障害の割合が全体の約65％を占めています。その他の割合が全体の約35％を占めており、その中には統合

	対象者数	平均年齢	平均入院者数	平均在院日数
平成26年度	112	13.6	18.6	55.8
平成27年度	119	13.5	19.5	55.5
平成28年度	119	12.8	20.3	61.8

表1：過去3年間の対象者数と年齢・入院者数・在院日数の平均

失調症、うつ病等の気分障害、不安障害や強迫性障害などが含まれており、思春期の精神的に不安定な時期として発症するケースがあります。

発達障害について

発達障害とは、発達障害者支援法には「自閉症、アスペルガー症候群その他の広汎性発達障害[1]、学習障害[2]、注意欠陥多動性障害[3]、その他これに類する脳機能の障害であってその症状が通常低年齢において発現するものとして政令で定めるもの」と定義されています。

(1)広汎性発達障害とは

自閉症、アスペルガー症候群のほか、レット障害、小児期崩壊性障害、特定不能の広汎性発達障害をふくむ総称で、最近では自閉症スペクトラム症と呼ばれることも多く、ほぼ同じ概念を指します。主な症状として①社会性・対人関係の障害、②コミュニケーションや言葉の発達の遅れ、③行動と興味の偏り、があります。また「視覚」「聴覚」「味覚」「触覚」「嗅覚」などの感覚に対して特定の刺激に苦痛や不快感を抱いたり、極端に刺激を感じなかったりという感覚過敏・鈍麻という症状を伴うことがあります。

(2)学習障害（LD）とは

基本的には全般的な知的発達に遅れはないが、聞く、話す、読む、書く、計算するまたは推論する能力のうち特定のものの習得と使用に著しい困難を示すさまざまな状態を指すものです。学習障害の種類は主に①読字障害、②書字表出障害、③算数障害の三つに分類されます。

(3)注意欠陥多動性障害（ＡＤＨＤ）とは

年齢あるいは発達に不釣り合いな注意力・衝動性・多動性を特徴とする行動の障害で、社会的な活動や学業の機能に支障をきたすものです。

主に①不注意（集中力がない）、②多動性（じっとしていられない）、③衝動性（考えずに行動してしまう）の三つの症状がみられます。

第４の発達障害－被虐待児

虐待には身体的虐待、性的虐待、心理的虐待、ネグレクトと四つの種類があります。主に乳幼児期の子どもと母親をはじめとする養育者との間で築かれる、心理的な結びつきのことを「愛着」といいますが、本来愛着を形成する対象から虐待を受けたり、自分が育った環境が安全でなかったりすると愛着の形成が阻害されてしまいます。愛着が形成されないと養育者と極端に距離をとろうとしたり、誰に対してもべったりくっついてしまったり、自分に目を向けてほしいがために不注意や乱暴な行為に走るなど行動が起こり、これらの行動が前述した発達障害の症状と類似することから第４の発達障害と呼ばれます。

発達障害と二次障害

発達障害ということに周囲や本人が気づけないことがあり、また気づかれていても不適切な関わりが続くことで、発達障害とは別の新たな障害が生じることがあります。それを「二次障害」といいます。

発達障害の特性を持つ子どもたちは、その障害特性から周囲が簡単にこなすことを難しく思っていることが少なくありません。周りの子はどんどんできるようになっていくのに、自分は努力してもなかなかうまくいかず、失敗を重ね、大人に叱られてつらい思いを重ねると「自分はダメな人間だ」と自分を責め、「どうせ何をやってもうまくいかない」と自信をなくしていきます。また、学校の勉強についていけなくなったり、コミュニケーションの苦手さによりトラブルが頻発したりすると、周囲となじめず傷つくことも多くなります。

二次障害では心理面、行動面、学習面などの症状があります。不安や緊張の高まりから、頭痛や食欲不振、不眠などが起こったり、さらに症状が進むとうつ状態になったり、他の精神疾患を発症することもあります。学校でのトラブルやいじめなどが起こると、不登校や引きこもり、強い反抗、暴力、非行、性的逸脱などの行動を起こすこともあります。学習面

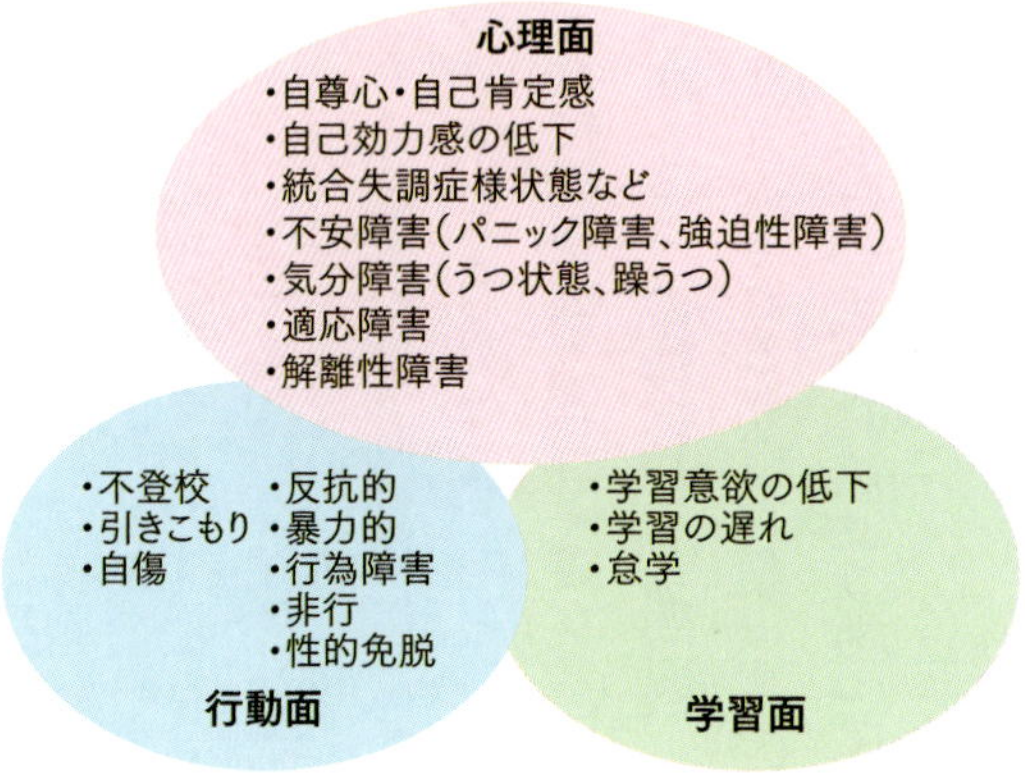

図１：心理面、行動面、学習面における二次障害

では学習意欲の低下や学習の遅れなどが起こります。

思春期ユニットへ入院してくる子どもたち

当院の思春期ユニットへの入院者の約65％は自閉症スペクトラム・注意欠陥多動性障害・学習障害といわれる発達障害ですが、その発達障害の中核症状のみで入院治療となる例はほとんどありません。前述の「二次障害」に伴う問題がほとんどです。外在化障害群（反抗挑発症・素行障害など）や内在化障害群（強迫症・分離不安症・社交不安症・全般不安症・うつ病など）の症状による問題、いわゆる深刻な家庭内暴力や精神病様症状、自殺企図、または不登校や繰り返される非行行動です。二次障害に加えて、第4の発達障害といわれる被虐待児も多く、さまざまな要因が複雑に絡まりあっています。

入院してから作業療法に参加するまで

入院理由は多岐にわたりますが、ほとんどの子どもたちは昼夜逆転し生活リズムは崩れています。それに加えて、食事もきちんと摂《と》らず（摂れず）に過ごすなど、基本的な生活が破綻している子どもも多いです。さまざまな治療プログラムを開始する前に、十分な睡眠、三度の食事など生活を安定させることが最優先です。看護スタッフのサポートを受けながら生活リズムが整ってくると、まずは身体が元気になってきます。身体が元気になると、気持ちも少し元気になり、周囲へ関心が向いていきます。

自室（写真1）からデイルーム（写真2）へ行動の範囲が広がり、それに伴って他患との交流も増えてきます。そこから集団作業療法の始まりです。

疾患や病態がさまざまで、小学校から高校生までが作業療法室に一斉に集います。この子たちに作業療法で何ができるのか迷うことも多いです。ただ、どの子どもたちにも共通していることが「自尊心の低さ」だと感じます。多くの失敗体験から、自信の低下、自己否定、深い孤独の中にいる子どもたちがほとんどなのです。

作業療法では、そんな子どもたちが安心して過ごし、受け入れられた体験、遊びの中で達成感や満足感を得ることが一番の目的だと考えています。

作業療法は学校の休み時間なような雰囲気（思春期プログラム）

作業療法では、ビーズ細工・ミサンガ・UVレジン等の創作、テレビゲーム（写真4）、体育館で運動（写真5）などを行っています。

遊んでいるだけではないか、と思われる方もいるかもしれません。子どもたちにとって、同世代と一緒に遊ぶ場面は「社会」です。遊びを通して集団内での規範、コミュニケーションなど社会で必要な多くのことを学ぶ機会になります。自尊心の低さに加え、激しい怒りや恐怖を心の中に抱えていることもあるため、非言語的な交流・身体的な活動を行える場をさまざまなスタッフと共有することは、よりよい治療関係を結ぶための大切な時間なのではないでしょうか。また、児童・思春期での問題の多

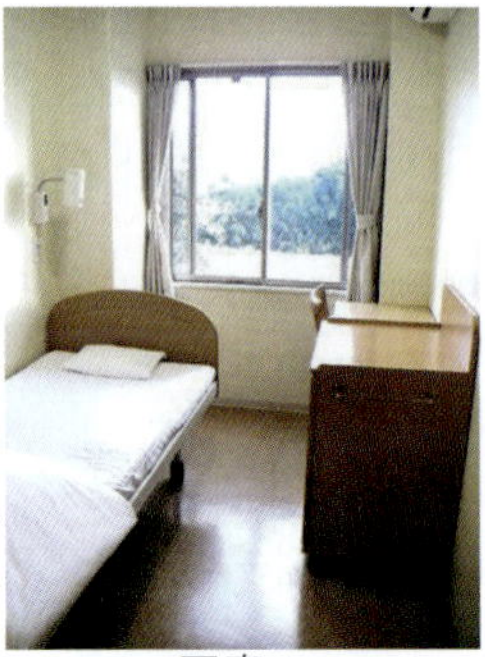

写真 1

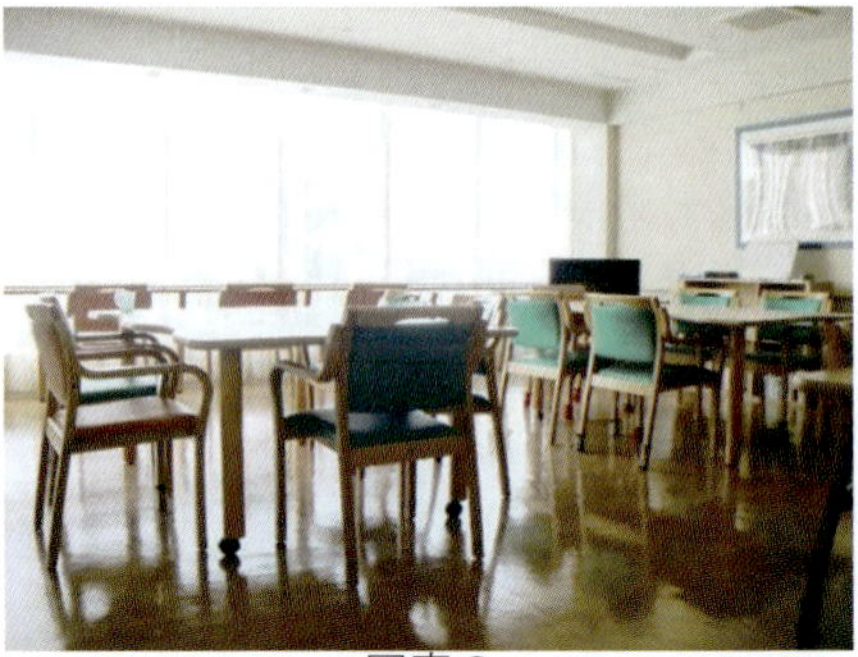

写真 2

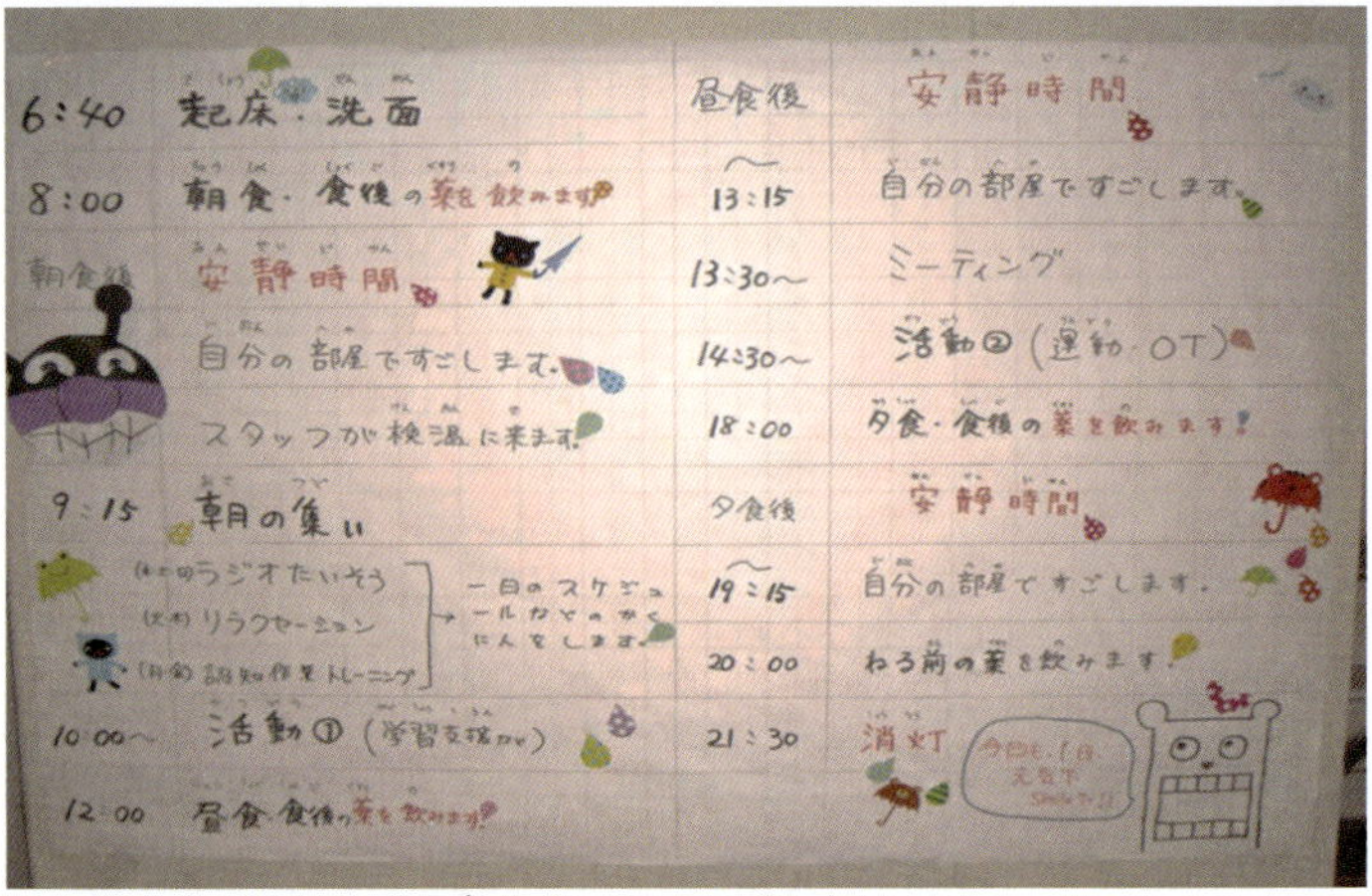

写真 3　一日のスケジュール

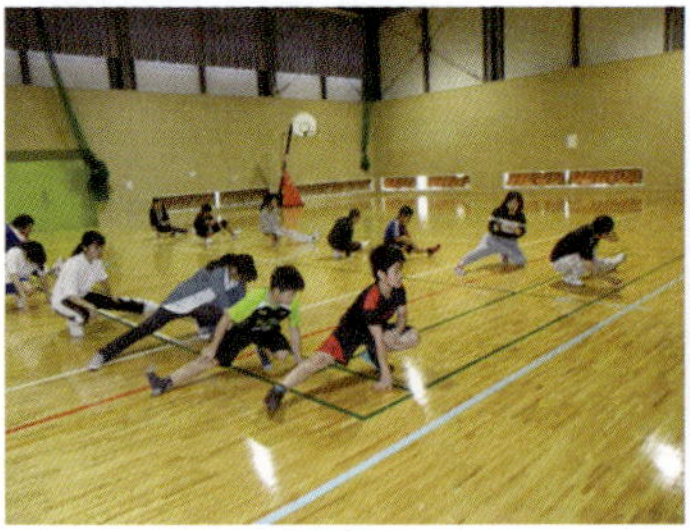

写真 5

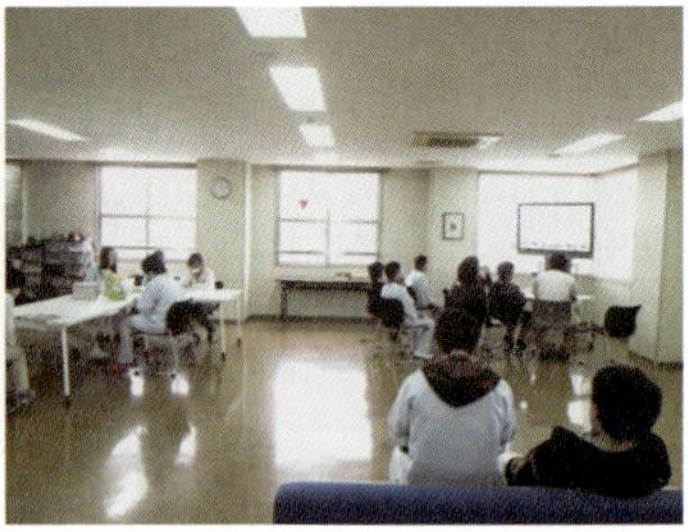

写真 4

	月	火	水	木	金
AM	朝の集い	朝の集い	朝の集い	朝の集い	朝の集い
	学習支援	病棟活動	学習支援	病棟活動	病棟活動
PM	コミュニティミーティング	P-Sミーティング		P-Sミーティング	P-Sミーティング
	思春期PG(運動)	思春期PG(創作)	思春期PG(運動)	個別PG	思春期PG(創作)

表 2　一週間のスケジュール

くは、学校や家庭を舞台としています。そのため、学校や家庭で生じる悩みや葛藤に気づきやすいという点でも集団活動を大事にしています。

学校の休み時間のような雰囲気と題しているように、作業療法活動中のルールは細かく設定していません。「トラブルがあったら帰ります」「調子が悪い（不穏・混乱）とスタッフが判断したら帰ります」と提示しています。具体的ではなく、曖昧《あいまい》な表現、さらに二つだけと少なくしています。これは意図してのことです。多少のいざこざが起こる程度の緩い枠組みの中で過ごし、学校や家庭で生じる問題や自身の困り感に気づきやすくしています。入院前に起こったことではなく、今・ここで起こっていることとして取り扱えるという利点もあります。トラブル後は、タイムアウトという点から一旦《いったん》帰棟させることもありますが、単に排除することが目的ではありません。行動の振り返り、感情への共感、しかし問題行動は許さないという戦略的に介入していくための最小限のルールです。

作業療法場面では入院前の問題行動・本人の悩みや課題に直接的には触れないことも多いです。「○○で入院した自分」と離れて、他者と一緒に遊んで楽しみ、創作に没頭したり、スポーツで体を動かすなどさまざまな作業を行うことが心の賦活《ふかつ》になるのです。これは児童思春期に限られたことではなく、精神科作業療法を行う点で大切なことだと考えています。

問題行動の根底にある感覚の問題（個別プログラム）

自閉症スペクトラムにおいて、最新の診断基準（DSM―5：精神障害の診断と統計マニュアル第5

版）には、新たに感覚過敏などの感覚の特異性が加えられました。

感覚には、外部からの刺激を感じるとるための触覚・聴覚・視覚・嗅覚・味覚と、身体の内部から起こる刺激（筋肉や関節の動き・平衡感覚）を感じとる固有感覚・前庭感覚があります。これらの感覚に偏りがあると、運動や手先の不器用さ、声や力加減の調整の困難さ等に関係します。この感覚の偏りは、書字や蝶々結び、ボタンの開け閉めに時間がかかる、力加減ができないと意図せず強く叩いてしまう・大きな声で周囲を不快にするなど、対人トラブルが頻発します。ほかにもいろいろな困る行動（周囲も本人も）はありますが、それらが子どもたちの「やる気」や「努力」だけの問題ではなく、感覚が影響している可能性があります。そのため、生活歴や入院後の様子を確認しながら、必要に応じて日本感覚インベントリーや日本感覚プロファイル（どちらも感覚の偏りを知るチェックリスト）を行い、どの感覚に偏りがあるのかを評価しています。

子どもたちは自分の感覚に偏りがあることを知り驚きつつも、苦手だったことに理由があったと分かり安心した表情を見せます。「蝶々結びができるようになる」「字が上手になりたい」などの目標をたてて、感覚の視点から個別の作業療法を実施していきます。

写真6は感覚欲求がある子へ人工芝の足置きを使用しているところです。時々、足を動かすことで固有感覚、芝のガサガサとした触覚刺激を感じ本人の求める感覚を入力することで創作作業や学習時の集中持続を図っています。写真7は本人の好む感覚の布を探し、一緒にクッションを作りました。そのクッションを触りながら取り組むと「気持ちが落ち着く」と話し、書字も丁寧に書くことができるようになっています。

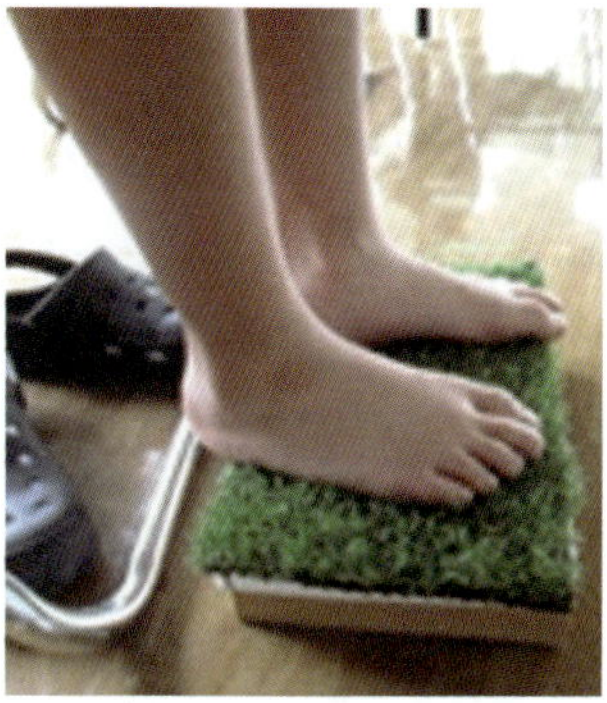
写真６　人工芝の足置き

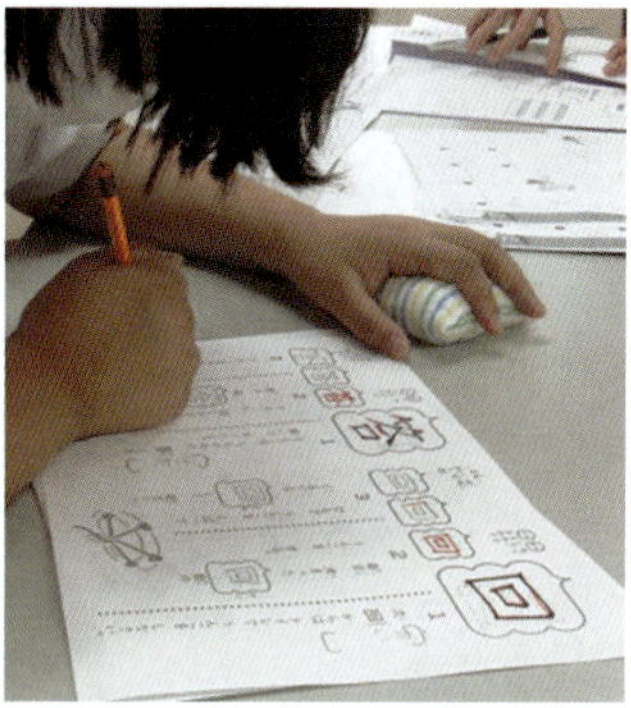
写真７　片手にクッション

感覚の評価をすることで、子どもたちの過ごしやすい環境を設定しやすくなりました。しかし、それぞれの感覚の受け取り方は「感覚過敏」や「感覚の偏り」といった言葉で一括《くく》りにできないほど、一人ひとりで違うため万能策はありません。個別プログラムで試行錯誤をしながらその子にあった方法を子どもと一緒に探る作業を行っています。

自分の特性を理解された環境は集団への適応の向上、最終的には自己肯定感につながっていくと考えています。

学習支援、学びの保証

入院してくる子どもたちは、年々低年齢化してきており小・中学生が増えています。入院理由や病状などによって違いがありますが、入院が数か月に及ぶ子どもたちもいます。その間の義務教育をどうやって支えるかは、とても大切なことだと考えています。

当院では月曜日と水曜日の週2回、学習支援を行っています。外部から元教員・特別支援教育を学ぶ大学院生に参加してもらい、医療だけではなく教育の視点からもサポートしてもらっています。

参加する子どもたちの多くは不登校です。学習から長期間離れており「勉強は苦手」「無理」と強い拒否を示す子も多いです。そういう子には自分の学年から2学年ほど下げた問題を準備し、抵抗感をなくすことから始めていきます。

活動前にはルールやタイムスケジュールを確認し、視覚的なサポートを行います。子どもにルールを伝える際、禁止事項を提示することが多いと思いますが、否定形で伝えると逆にその不適切な行動が強化されてしまう場合もあるので、肯定的な言葉かけをすることが必要です。学習支援時は「OK行動！」(表3)として正しい行動を伝え、拘束性が高く負荷がかかりやすい学習時に適応しやすいように工夫をしています。

OK行動！
・ちょっかいを無視する
・積極的に片づけをする
・決めた課題は最後まで取り組

表3

9:50～9:55	ルール・目標・姿勢等の確認
9:55～10:10	英語のコミュニケーション（外部講師による授業）
10:10～10:40	個別学習
10:40～10:50	休憩
10:50～11:20	個別学習
11:20～11:30	片付け・振り返り

表4　学習支援の時間割

院内学級「ひかり」の開設

平成30年4月から慶徳小学校と藤園中学校の分室として院内学級が開設。病院スタッフや思春期ユニット病棟の子どもたちからクラス名の投票を行い「ひかり」と決定しました。

病状や入院形態によって、すべての子どもたちが院内学級に所属するわけではありません。院内学級に転籍しない子どもたちは前述の学習支援にて勉強のサポートを継続して行っています。

思春期イベント

機能不全の家庭で育った子や長期間の不登校が影響して、当たり前に経験しているはずの行事を体験せずに入院してくる子どもも多いです。そのため、社会参加の経験を増やしていくことを目的に、月一度、思春期イベントと称して他職種と共に少し特別で準備を要する活動を行っています。季節の行事に沿ったものを中心に「今月のイベントは何をする?」というところから子どもたちと話し合って進めていきます。いつもと違う特別なものを一緒に作り上げていく体験、今日の準備が再来週のイベントに繋がっていく連続した体験。スタッフも一緒になって楽しんだり、ふざけたりしながら取り組んでいます。

いつもと違う特別な活動を通して、少しでも子どもたちが「大事にされている」と感じることができたら……と思っています。

おわりに

子どもたちにとって褒められ、承認される体験が自分を肯定的に捉えられる重要な作業だと考えています。特に入院に至る子どもたちにとっては大切です。しかし、入院中だからといって、争いや傷つきが全くない環境が子どもたちにとって本当によい環境だとは思いません。よい体験も苦しい体験もバランスよく経験することが必要だと考えています。スポーツでは勝ち負けの喜びや悔しさを、喧嘩の中で傷つけたり傷つけられたりする体験をサポートしてくれる多くの大人がいる病院の中でこそしてほしいと思います。さまざまな活動を通して、自分のことを「まんざらでもない」と思え、これからに対して「不安もあるけど、何とかなるかも」と少しでも希望を持って退院できるようにサポートしていこうと考えています。

日本ではいまだにスティグマの問題が強く残っています。子どもたち、またその家族にとって精神科病院に入院すること自体が失敗体験となり、絶望することは避けたいところです。この入院がその子らしい生活を取り戻すチャンスであることを本人や家族と共有し

1月	書き初め・ぜんざい作り	7月	映画鑑賞・ポップコーン作り
2月	バドミントン大会	8月	映画鑑賞・かき氷作り
3月	ミニバレー大会	9月	遠足
4月	ドッジボール大会	10月	ハロウィンパンケーキ作り
5月	遠足	11月	バドミントン大会
6月	ドッジボール大会	12月	クリスマス会・ケーキ作り

表５　年間スケジュール

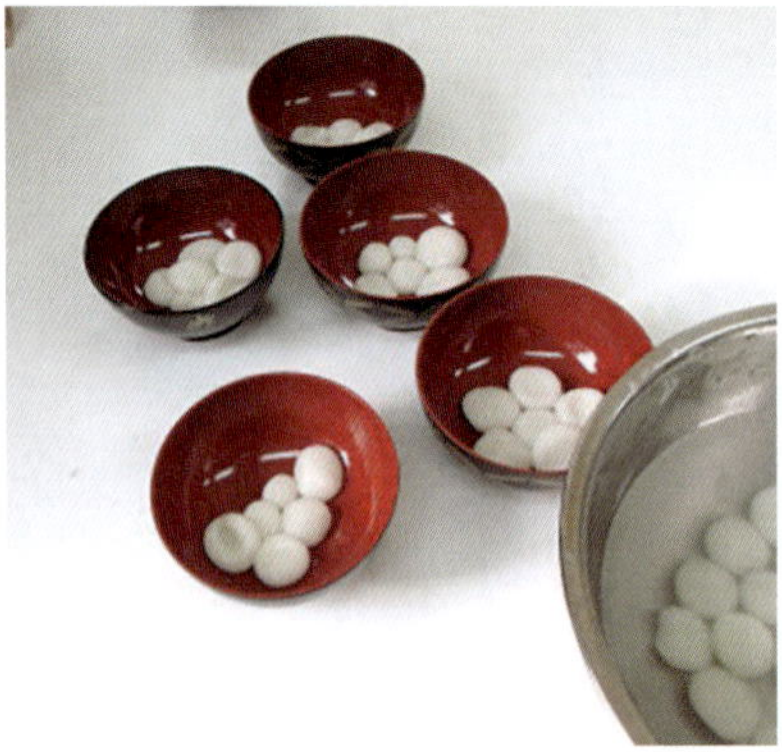

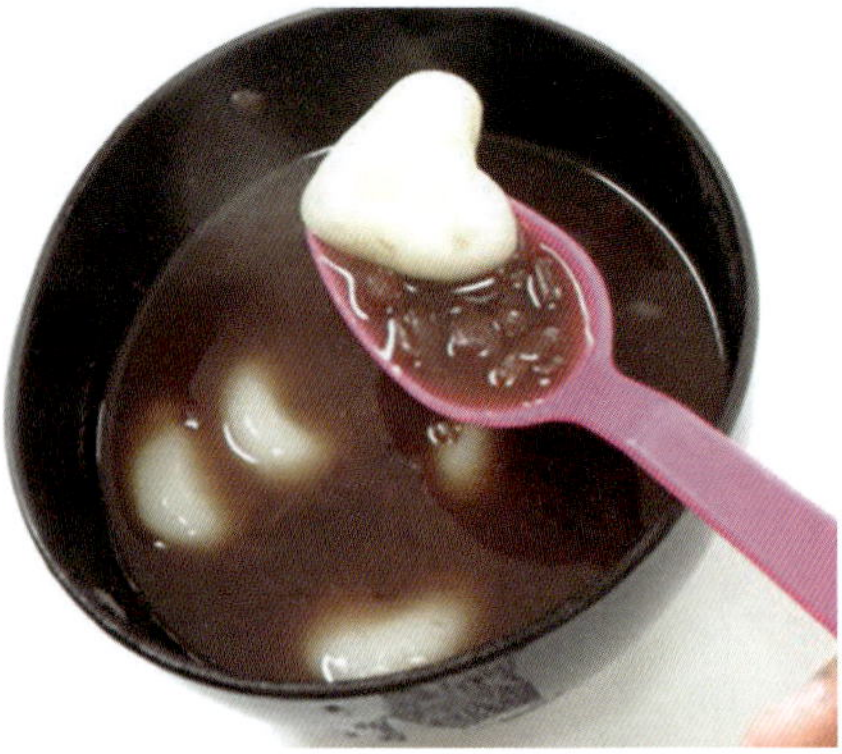

写真８　ぜんざい作り

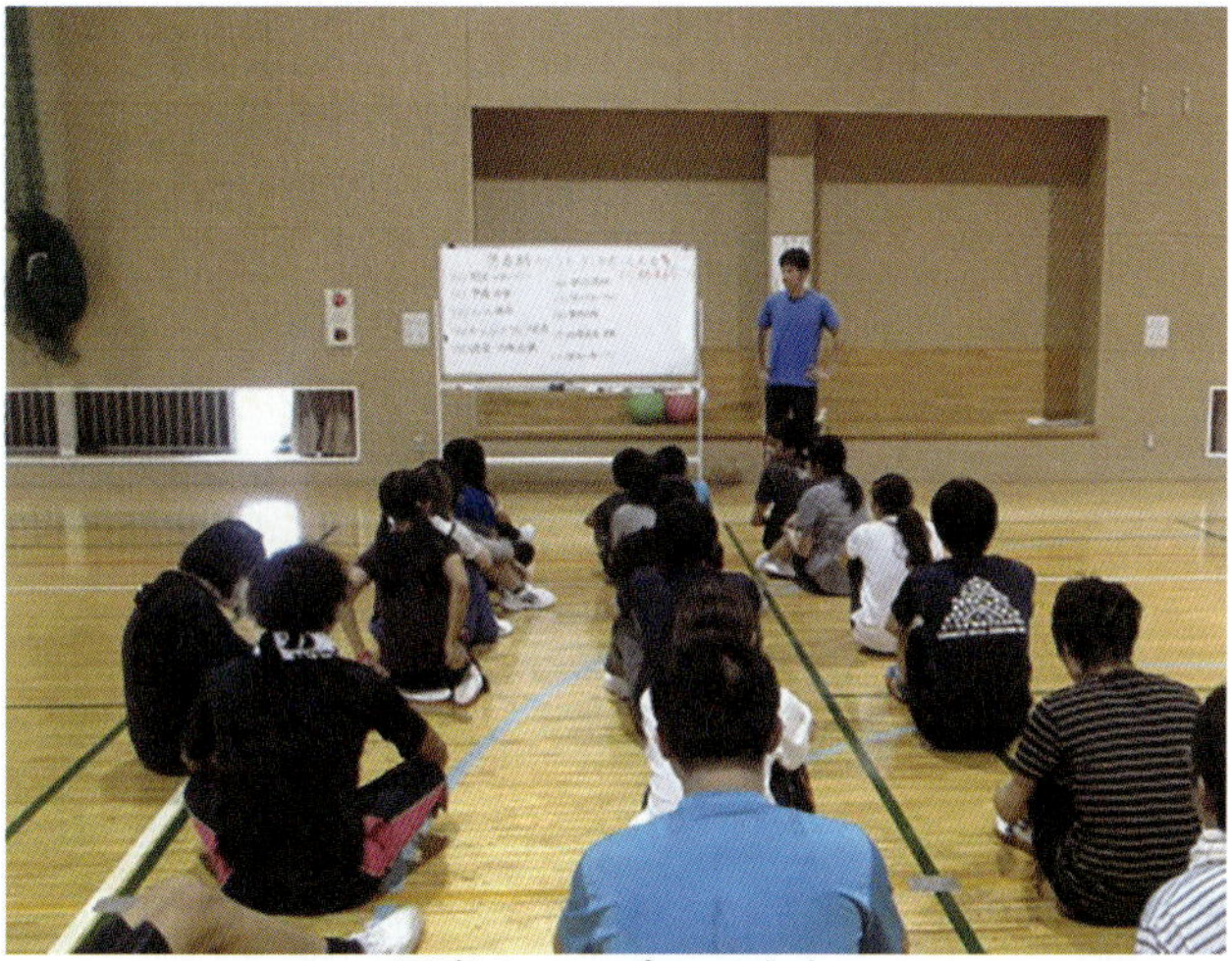

写真９　スポーツ大会

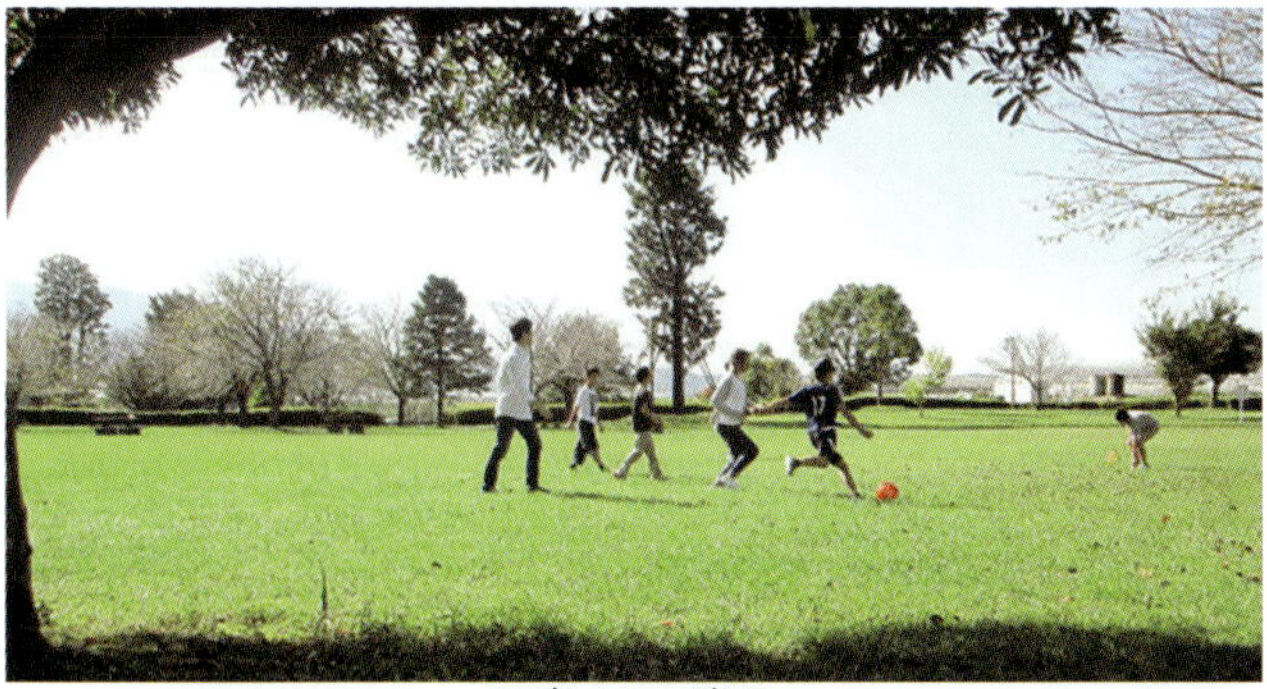

写真 10　遠足

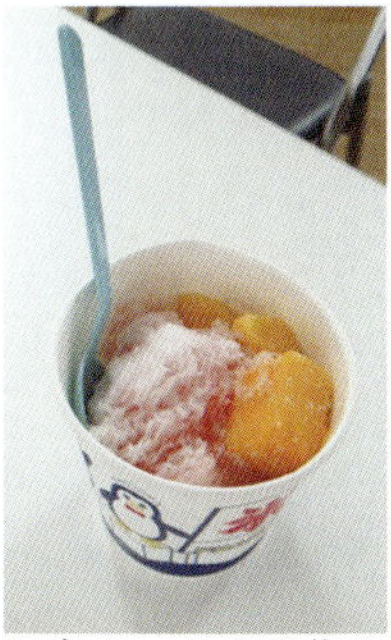

写真 11　かき氷作り

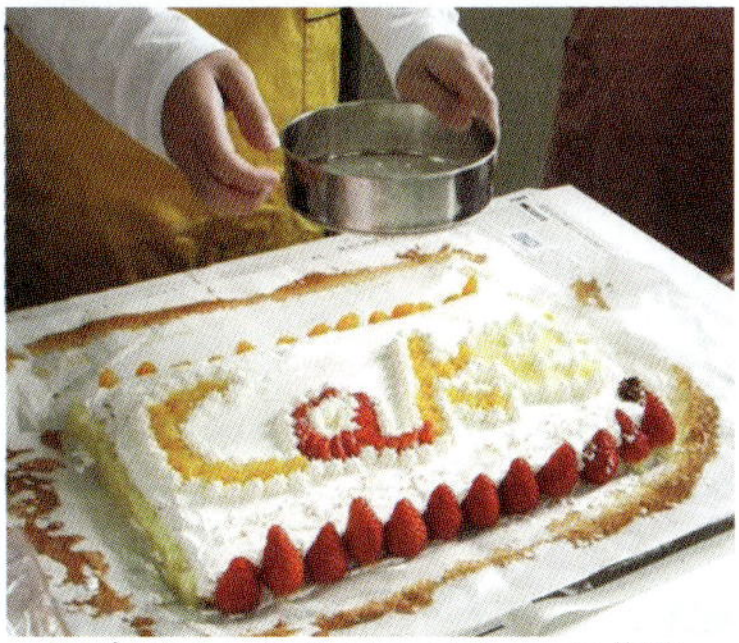

写真 12　クリスマスケーキ作り

て退院後につなげていきたいです。

【参考文献】

（1）齊藤万比古：子どもの精神科臨床．星和書店，pp249-pp264,2015.
（2）滝川一廣：子どものための精神医学．医学書院，pp245-263,2017.
（3）奥山眞紀子，西澤哲，森田展彰編：虐待を受けた子どものケア・治療．診断と治療社，pp106-133,2012.
（4）辛島千恵子編：広汎性発達障害の作業療法　実践と根拠．三輪書店，pp135-144.2010.
（5）齋藤万比古，小枝達也，本田秀夫編：知ってほしい乳幼児から大人までのＡＤＨＤ・ＡＳＤ・ＬＤ　ライフサイクルに沿った発達障害支援ガイドブック．診断と治療社，pp98-100,166—175,2017.

【引用文献】

（1）文部科学省：特別支援教育について
http://www.mext.go.jp/a_menu/shotou/tokubetu/002.html
（2）厚生労働省：メンタルヘルス
https://www.mhlw.go.jp/kokoro/know/disease_develop.html
（3）発達障害情報・支援センター：発達障害を理解する
http://www.rehab.go.jp/ddis/ 発達障害を理解する／各障害の定義／

作業療法と国際協力

熊本保健科学大学
岩下　夏岐

はじめに

みなさんは次の文章をご存じでしょうか。

「われらは、全世界の国民が、ひとしく恐怖と欠乏から免れ、平和のうちに生存する権利を有することを確認する」

これは日本国憲法前文の中の一文です。この前文には、「われらはいづれの国家も、自国のことのみに専念して他国を無視してはならないのであって（以下、略）」とも記されています。〝国際協力〟と聞くと、敷居の高いもののように感じますが、このようにわたしたちの国の憲法で謳われているのですから、国が違えども困っている人がいるのなら、助けるのはとても自然なことのよう

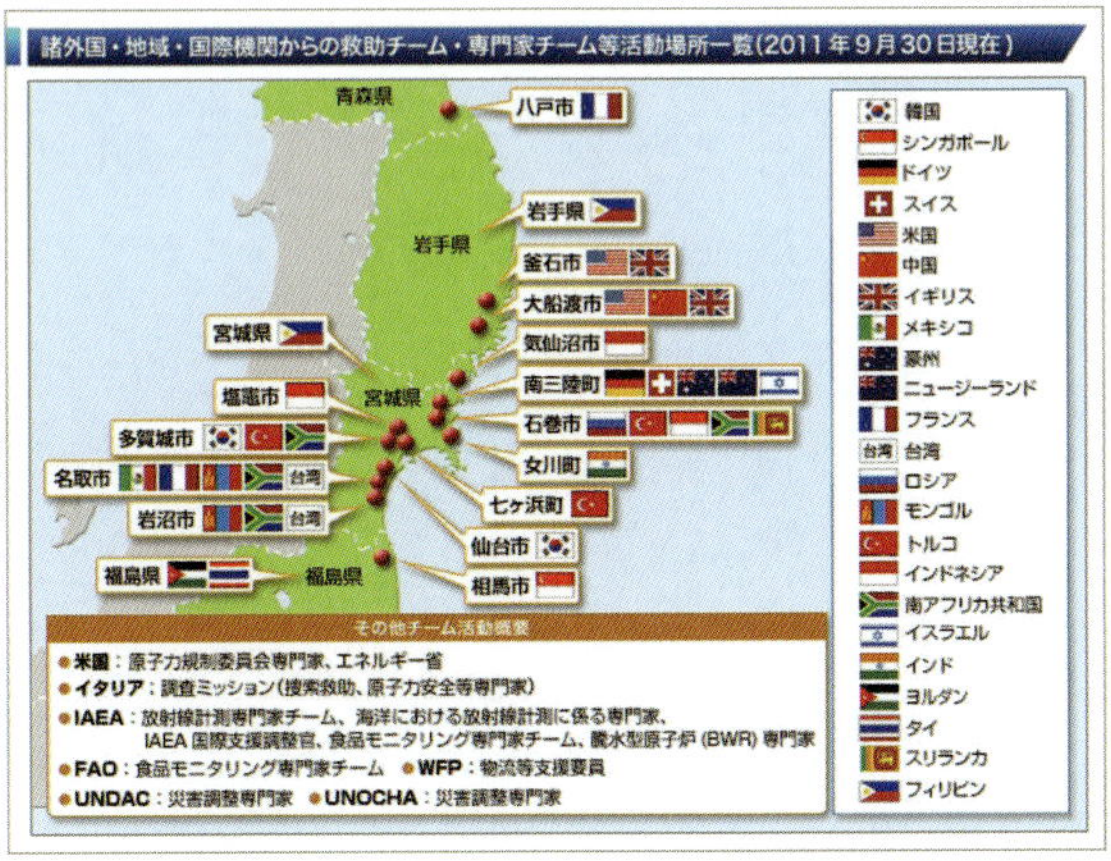

図1　東日本大震災での海外支援チームの活躍
（外務省ホームページ わかる！国際情勢より引用）

に感じます。実際にわたしたちが困難に直面した時、例えば2011年の東日本大震災では、多くの国と地域から支援や義援金が寄せられました（図1）。同様に、わたしたちにとって忘れがたい熊本地震においても多くの国と地域が惜しみない支援をしてくれたことは記憶に新しいと思います。

さてわたしたちが住むこの国は、食料や資源など、実に多くのものを輸入して、今の豊かさを維持しています。今、わたしが履いているジーンズも、手にしているミネラルウォーターも、海を渡ったどこかの場所の資源を使って、おそらく生涯会うことのない誰かが働いて商品にした結果で、まさに賜物《たまもの》と言えます。しかし普段、わたしたちはそういったことに想《おも》いを馳《は》せることはほとんどありませんし、連日、報道される世界のニュースを見ては、必要以上に海の向こうの国々や人々に警戒心を抱く傾向があるように思います。あるいは関心を抱くことすらないのかもしれません。今、この瞬間のわたしたちの生活は、海外からさまざまなものを輸入せねば成り立たないにもかかわらずに。日本国パスポートと財布を手に飛行機に飛び乗れば、大抵どこにでも行くことができるこの時代、特にわたしたち日本人は国同士の物理的な距離よりも、心の距離の方が遠いように感じることがあります。わたしがこのように感じたり考えたりするようになったのは、2012年から2年間、JICA（独立行政法人国際協力機構）海外協力隊としてタイで活動したことが深く関わっているように思います。わずか2年ですが、主観的な感覚としては5、6年経過したと思うほどに、日々、試行錯誤を重ね、充実した日々でした。日本とタイで作業療法士として働き、タイでさまざまな国籍や文化、信仰をもつ人と交流する機会をもつことで、わたしなりに理解したことがあります。それは国や文化が違えども作業療法プロセスは世界共通であること、さらに作業療法のプロセスと国際協力のそれは相通じる点があるということでした。今回、作業療法と国際協力というテーマで執筆の機会を頂いたので、わたしの体験を紹介し、作業療法士としての国際協力の面白味と有効性について考えてみたいと思います。次いでこれからわたしたちにできることについて共に考える機会になればと思います。本稿が、ご覧いただいたみなさんにとってわずかばかりでも国際協力、あるいは海外情勢や日本で出会う外国にルーツをもつ人たちに興味を抱くきっかけとなりましたら、うれしい限りです。

わたしとＪＩＣＡ海外協力隊

わたしがＪＩＣＡ海外協力隊に興味をもったのは高校生の頃です。それはとても漠然としたものので、どちらかといえば海外に住むことへの憧れが強かったように思います。それから社会人になってしばらく月日が流れるまで、何度か思い出すことはあっても、行動を起こすことはありませんでした。海外で生活することについてネガティブなイメージばかりが先行し、怖かったからです。考えを改めるきっかけになったのは、２０１１年に理学療法士の友人がＪＩＣＡ海外協力隊の任期を全うしてチュニジアから帰国したことでした。彼女は当時、アラブの春[注2]を経験しながらも、ＪＩＣＡのサポートを得て理学療法士として配属先で活動し、元気に帰国しました。正直に言うと、わたしは女性という性別もまた海外で生活するときにマイナス要因になるのではないかと懸念していました。しかし帰国した彼女の日焼けした清々《すがすが》しい笑顔をみて、わたしの不安は消し飛んでいました。そしてわたしは、JICA海外協力隊の応募を決意しました。

書類選考や面接を経て合格通知が届き、わたしの派遣国がタイになったこと、訓練所に入所する前にタイ語をはじめ、いくつかの課題を行い、研鑽《けんさん》を積まねばならないことを知りました。訓練所に入所してからは友人と夜遅くまで勉強し、タイ語の試験に合格しました。タイへ派遣されるまでに、皇太子殿下（現天皇陛下）にご接見を賜り、県庁や市役所を表敬訪問し、地元の新聞社の取材を受けました。そして公用旅券を示す緑色のパスポートを手渡されたときは、わたしは公人として送り出されるのだと、身が引き締まる思いがしたものです。そうして慌しく月日は過ぎ、2012年3月、わたしは日本を出国しました。

タイの地に降り立って感じたことは、以外にも寒いということでした。屋外は気が遠くなるほど暑いのですが、空港施設内などの屋内では上着を羽織りたくなるほど冷房が効いています。まるで冷蔵庫のような冷房の設定温度は、タイ人にとって当たり前のことですが、日本人にとってはカルチャー・ショックと言えます。このような未体験の連続に心躍るわたしは、タイの首都バンコクで語学力向上のために1か月を過ごしました。生活してわかったことは、第一に首都バンコクでは日本と変わらない便利な生活ができるということでした。日系のスーパーマーケットや飲食店、日本人が経営する雑貨店など、日本で販売されている商品から日本人が好みそうな商品まで、ありとあらゆるものが、おおよそ日本の1・5倍の価格で購入できます。第二に、親日家が多いということでした。日本とタイは600年にわたって交流の歴史があります。わたしの周団には、日本に留学経験がある人、日本のアニメや漫画が大好きな人、高校生のときに受けた日本語教育で日本に興味を持った人、日系企業で働いたことがある人など、多かれ少なかれ日本文化に触れる機会があり、程度の差こそあれ老若男女問わず日本人を好意的にみてくれていました。対して日本人もまた、タイという国を好意的に捉えている人が多いようです。日本の外務省は、タイにおける在留邦人は2016年で7万337人、タイへの日本人渡航者は約143万人と発表しています。[1)] 両国で、長い時間をかけて交流を重ねた結果、現在の日本とタイの友好的な関係が確立したのだと想像できます。

ＪＩＣＡ海外協力隊もそれに寄与していると言えるでしょう。タイへのＪＩＣＡ海外協力隊の派遣実績は累計732人[2)]にのぼります。ボランティアという個人の活動は、国レベルの大きなプロジェクトに比べると微々たる変化かもしれませんが、長年にわたる複数の個人活動がタイ人の信頼獲得に繋がったと考えると、これは立派な国際協力であろうと思います。ＪＩＣＡはこれを草の根と表現します。「日本の市民と相手国地域住民との間の草の根レベルのきめ細かい協力を想定して付けたもの」と説明しています。海外でボランティアとして誰かの力になろうとするとき、あるいは誰かと何かを成し遂げようとするとき、まず互いに知ろうと歩み寄り、信頼関係を築くことが大切です。そうしてはじめて「きめの細かい協力」が実現します。これは国際協力の現場に限ったことではなく、医療福祉現場においても、例えば対象者支援やチーム医療の発揮においても共通する大切な事柄ではないでしょうか。

わたしとタイの人々

首都バンコクでの語学訓練も無事に修了し、わたしは配属先である東部労災リハビリテーションセンター（The Eastern Industrial Rehabilitation Centre、以下Ｅ―ＩＲＣ）に派遣されました。Ｅ―ＩＲＣは、労働災害や疾病等により後遺障害を有した対象者に対してリハビリテーション、職業訓練、心理ケア、アクティビティー等を提供し、社会復帰を図る、労働省社会保障事務局管轄の入所施設です。同様の労災リハビリテーションセンターは、２０１５年時点でパトゥムタニ県、ラヨーン県、チェンマイ県、コンケン県の4か所にあり、今後はソンクラー県に開設が予定されています。Ｅ―ＩＲＣが位置するラヨーン県はバンコクから南東約１８０㎞に位置し、フルーツやキャッサバ、ゴムの木の栽培が盛んな地域です。近隣のビーチや小さな島は、タイ人にとって手軽で人気な観光スポットとなっています。作業療法士として活動する上で特筆すべき点は、隣接するチョンブリー県と同様に巨大な工業団地があるということです。つまりタイ国内や周辺のアジア諸国からの出稼ぎ労働者が多い場所で、労災事故の発生件数も少なくないということです。実際にＥ―ＩＲＣでは、手指や上肢の切断、下肢の切断、手の外科的疾患、脊髄損傷、頭部外傷などのケースを多数認めました。受傷原因は、製造ラインの機械に巻き込まれる、高所から転落する、感電する、重量物の下敷きになるといったように、そのほとんどが勤務先である工場内で起きたものでした。筆者による２０１５年の調査では、開設から13年間で１３０４人がＥ―ＩＲＣを利用していました。例年、男性の入所者数が圧倒的に多く、通算の男女比率は概《おおむ》ね

10対3でした。1304人のうち、社会復帰した者は1147人で、その内訳は、職場復帰64%、新規就職8%、自営業16%で、社会復帰率は88%でした。

このような施設で、わたしは入所している対象者と共に2年間を過ごしました。赴任してしばらくは拙《つたな》いタイ語で対象者と会話し、タイ語のカルテを懸命に翻訳して対象者の状態の把握に努めました。一方、対象者は「日本人が来たことは知っているが、あの日本人は何をしてくれるのだろうか?」といった認識であったろうと思います。タイの作業療法士養成校は全国に2か所のみで、2014年時点の有資格者数は約950人と言われています。[3] 同年時点で日本の有資格者数は7万6776人[4]と公表されていますので、タイでは日本よりもさらに作業療法士の認知度は低いと予測できます。そのためか赴任当初はよく「マッサージをしてくれ」と頼まれたものです。その頃、作業療法室には20歳代のタイ人の作業療法士の女性が働いていました。彼女に倣って業務を手伝っていると、患部のマッサージと自主練習としての手作業のセッティング、時に[注3]スプリントの作成で日々が過ぎていったので、作業

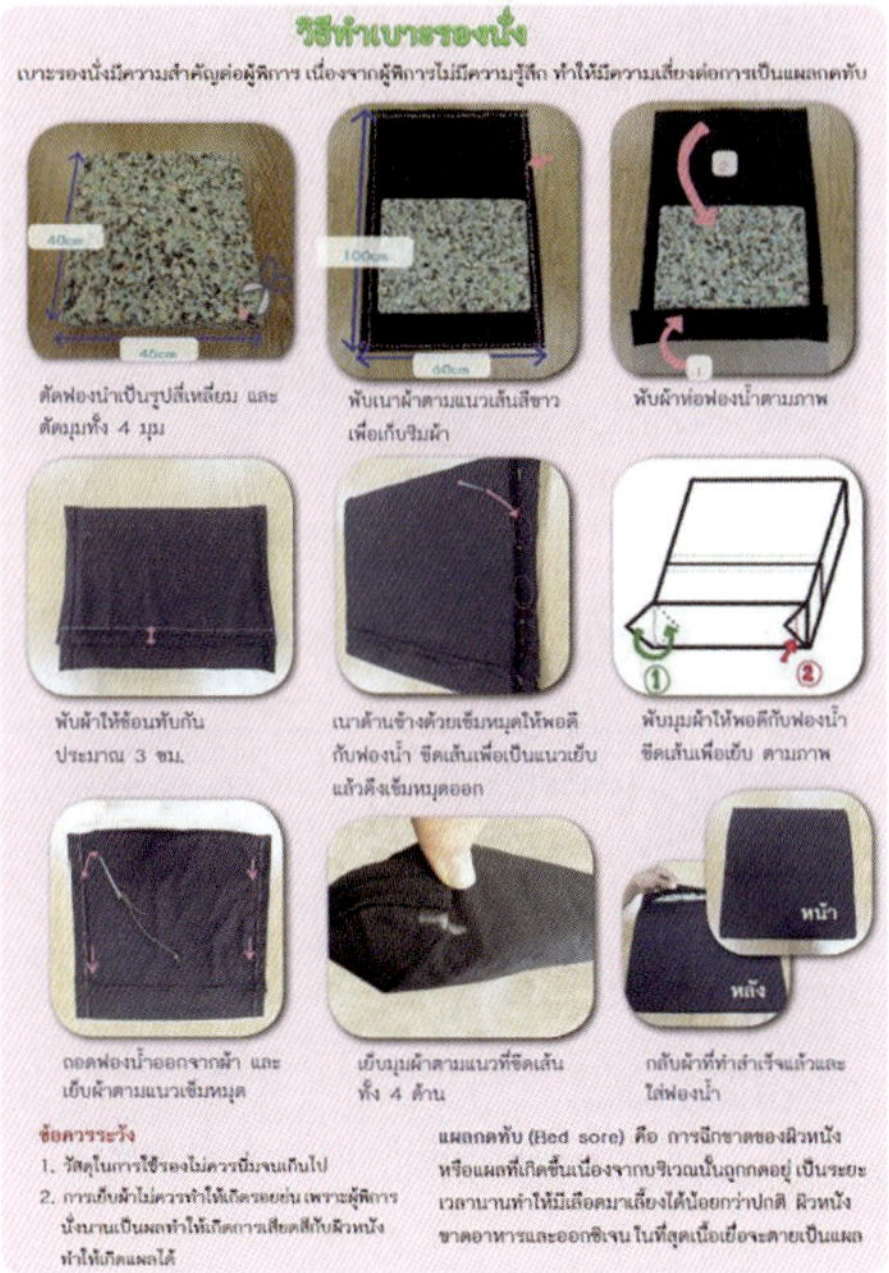

図2　手作り車椅子クッション

※廃材や現地で手軽に購入できる素材で作った車椅子クッション。図は作り方を周知するために作った本の1ページ。

療法士という職業は、E—IRCに勤務する理学療法士と同じように「マッサージをしてくれる人」という印象を持たれたのかもしれません。それでも同僚のタイ人作業療法士をはじめ、E—IRCに勤務する大勢のスタッフと少しずつ心の距離を縮めるように努め、彼らの理解と協力を得て、新しい取り組みに挑戦していきました。廃材のクッション素材とベッドシーツで車いすクッションを作ったり（図2）、対象者の挑戦したいことを聞いて、それが実現できるように一緒に手立てを考えたりしました。それは例えば、両手を切断した青年がどうしたら自分でサインが書けるようになるかだったり、幼い息子のために働きたいという強い願望をもつ父親がどうしたら片麻《ま》痺《ひ》や高次脳機能障害がありながら新しい職場で上司や同僚と一緒に継続的に仕事ができるかだったり、あるいは脊髄損傷で車いすユーザーの主夫がどうしたら楽に家事ができるかだったり（図3）と、個々の要望に応じて、多くの人の知恵と力を借りてさまざまなことに対応していきました。これほどまでにE—IRCスタッフも対象者も協業できたの

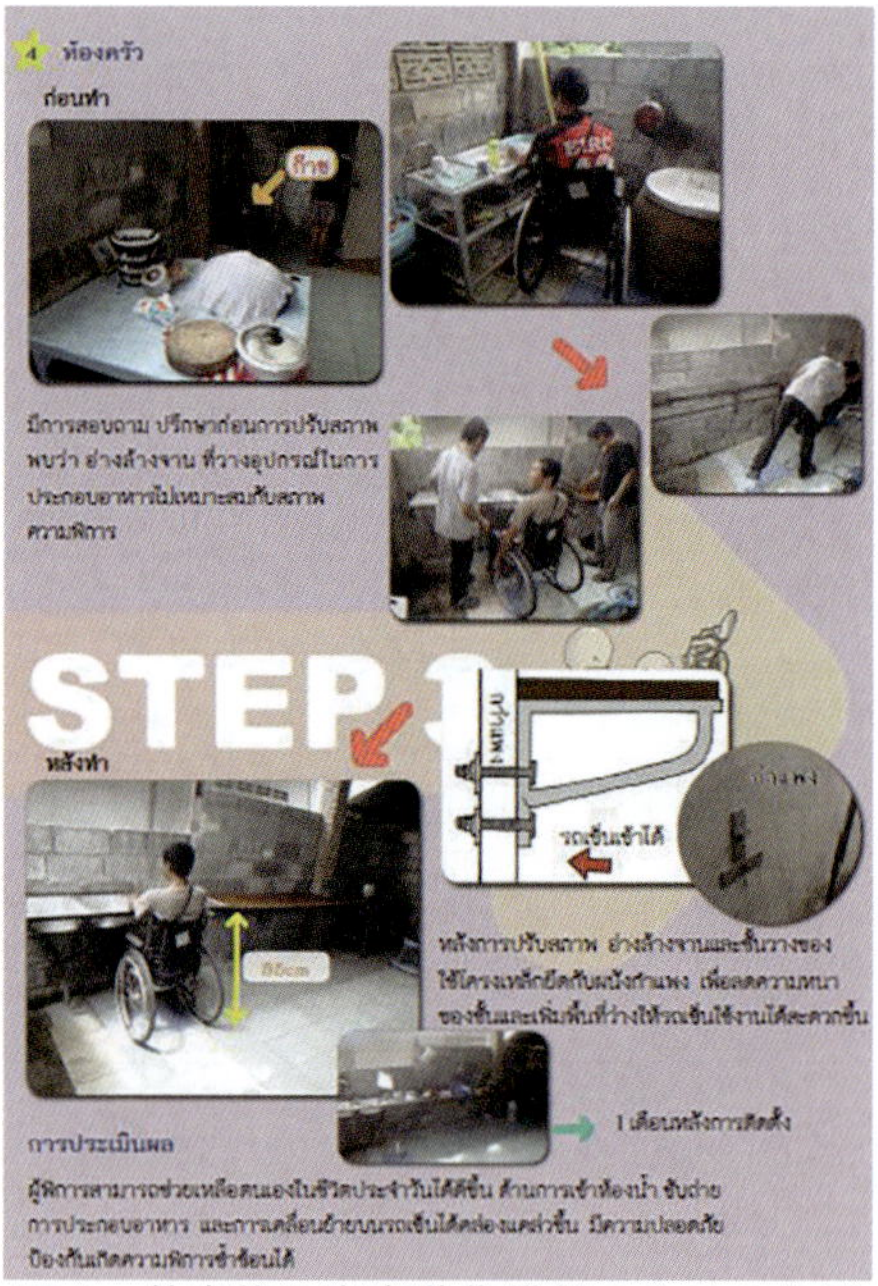

図３　効率的な家事動作獲得のための台所改修

※火元と調味料の場所が離れている、無理な体勢で食器を洗うなどの問題点を解決するために、当事者、家族と相談しながら動線の効率化を意識した改修を手作りで行った。図は改修方法を周知するために作った本の１ページ。

は、対象者の未来への切実な想いがあり、それがわたしたちに強く伝わってきたからです。「働いて親孝行したい」「小学生の息子を大学に進学させるまで自分で稼ぎたい」「妻が安心して仕事に行くために、自分が全部家事をこなしたい」といった要望が少しでも達成されたとき、それを実現した対象者も、手伝ったスタッフも満たされた気持ちになりました。そうして対象者のわたしへの要望が、「マッサージをしてほしい」ということから少しずつ変化していきました。

ある日、勤務先の工場で労災事故に遭い、両手を切断した30歳代の男性が作業療法室を訪れました。彼は受傷からしばらく経過しており、わたしと出会った時点で、食事をはじめとした身の回りの動作は、自助具[注4]を用いてすべて自力で行っていました。彼の相談は、「どうにかして思いっきり卓球のラケットをふって試合したい」というものでした。卓球は彼のかつての趣味でした。そしてタイで毎年、全国障害者スポーツ大会が開催されると知ってからは、卓球が彼の新たな目標となったのでした。彼と話し合って、その場にある材料で試行錯誤しました。強度の高い布や熱可塑性《ねつかそせい》プラスチックを使って卓球のラケットを装着するためのソケットを考えたりもしました。ある時は彼が力の限りラケットを振った瞬間、ラケットが腕を離れて放物線を描き、壁めがけて飛んでいったことがありました。幸い誰も怪我をすることはありませんでしたが、あまりの衝撃に唖然《あぜん》とし、ひと呼吸おいてから、その場に居たみんなは大笑いです。結局、激しい動きや発汗による滑りやすさに耐えうる構造物を低予算で作るのは難しいということ、またわたしの力不足もあって、ペンホルダーラケットを弾性包帯で腕に巻き付けるという方法が最適という結論に落ち着きました。

さて、ここまでいくつかのエピソードをご紹介しましたが、このわずかな振り返りからも、わたしは「国や文化が違えども作業療法プロセスは世界共通である」と感じます。つまり対象者を目の前にしたとき、疾病や障害、運動機能のみに視点を置くのではなく、対象者の作業、その人にとって意味のある作業ができることに焦点をあてて、面接や観察などの情報収集、専門的知識に基づいた評価、プログラムの立案と介入、フォローアップを行っていくという点です。そしてこのプロセスは、本人や家族の合意を経て、到達目標が共有されてはじめて実現されるという点も共通しています。日本と異なる点といえば、もしも日本の医療機関で、対象者の目の前を卓球のラケットが放物線を描いて飛んでいった場合、間違いなく報告書の提出と今後の危機管理対策が求められるといった点でしょうか。わたしが日本で同じような場面に直面した場合を想像すると、それだけで凍りつき卒倒しそうになります。

このように作業療法は〝対象者の作業〟に介入するからこそ、機能訓練のように対象者の心身に直接的に介入するだけでなく、生活空間や関わる人などを環境調整する、使用する道具を改良するといった介入方法が生まれるように思います。タイでの試行錯誤の日々は、この多面的で柔軟な発想が作業療法の醍醐《だいご》味《み》であり、可能性ではないかと改めて実感させてくれる機会となりました。加えて、次のような気づきをもたらしてくれました。任期満了を迎えて帰国が迫ったある日、担当した対象者がわたしに次のようなメッセージをくれました。

「わたしが労災センターに入所して一番、幸運だったのは、君に会って、リハビリをしてもらったことだよ」

そして送別会の日、一緒に働いたタイ人の理学療法士が次のようなスピーチをしてくれました。

「あなたはわたしの友であり、同僚であり、師である」

うれしさのあまり、わたしは溢《あふ》れる涙を止めることができませんでした。同時に強い安心感を覚えました。なぜならその言葉によって、タイでの自分の存在を肯定的に捉えることができたからです。わたしは現在、研究でタイ人障害者の協力を得て、インタビューをしています。その中で彼らは、家族や周囲の人々に必要とされている、役に立っていると感じるときを「生きる甲斐がある」と表現します。わたしが帰国直前にもらった温かい言葉は、まさに「生きる甲斐がある」ことを感じさせるものでした。タイで出会った人々がわたしに、作業療法士が対象者と協働して実現を目指す「意味のある作業」というものの、ひとつの在り方に気づかせてもらったように思います。

帰国後のわたしと国際協力の有用性

帰国してまもなく、わたしは日本人でありながら日本の異文化に翻弄《ほんろう》されます。例えば、タクシーのドアを自ら閉めたり、トイレにティッシュを流すことにためらいを覚えたりしました。朝の通勤ラッシュ時、暗い色調のスーツを着た人々が忙《せわ》しなく行き交う駅の光景に、違和感と息苦しさを覚えたこともあります。２年間の異国での生活を通して、日常生活の中に存在する異文化に敏感になったと感じます。理学療法士、作業療法士養成教育もまた異文化教育と表現されることがあります。理学療法士でありコミュニケーショントレーナーである山口氏は、著書の中で次のように述べています。「学生が専門教育に足を踏み入れたとき、全員ではないにせよ、一部の学生が体験するのは、ある種『リアリティ・ショック』といえるでしょう。この状態はまた、私たちが海外に行った時に経験する『カルチャー・ショック』と類似しているといえるかもしれません。（中略）そしてこれらのショック状態が大きく深刻である場合、留学生であれば帰国せざるをえない状況になり、新入社員であれば離職、理学療法士、作業療法士学生であれば、学業不振・留年・休学・退学などに追い込まれてしまうことが考えられます」加えて、学生の臨床実習に際しては、「異なる専門職種との関係、異なる生活背景をもった患者さんとの関係、治療者と患者という立場の異なる人間関係のなかで、自分と相手を尊重して認め合い、お互いを理解しながらコミュニケーションを行うことが求められます[5]」と述べています。そして異文化連続の体験である医療現場では、相互理解こそが異文化における摩擦を少なくする最も有効な方法であるそうです。帰国後のわたしだからこそ、これらの事柄について実感を伴って納得できる部分があるのではないかと思います。これをわたしの強みと捉え、学生の語りに共感的に耳を傾けるように日々、意識するようになりました。

次に「当たり前」「常識」という言葉に懐疑的になりました。つまりわたしとわたし以外の人々は国籍や生まれ故郷が同じであるとしても、同じ認識を共有する個体とは限らないということです。これは言葉で理解できても、生活に反映して考えることは簡単ではないように思います。特に日本人や同世代といったように共通事項が多かったり、共有した時間が長かったりすると誤解が生じやすいと感じます。自分が起こした行動に対し、相手が自分の望んだとおりに反応してくれないとき、「あの人は常識はずれだ」という見解に陥ったり、感情的になったりしてしまうことがあります。しかし断定的な判断を下したり、感情的になったりする前に、なぜ相手はそのような反応に至ったのだろうと疑問を持つようになりました。これは他者とのコミュニケーション機会を増やし、多様性に寛容になり、問題解決型の思考を養うことにつながると考えます。日本作業療法士協会の調査[3)]では、JICA海外協力隊としての活動後の自身の変化について、63人中95%が「変化した」と回答しています。変化した点について、コメントを引用すると「思うように行かない状況に対して不満を感じるよりも、こうしたらいいのかなと思う癖がついた」「自分と他者は違う者であること、違って当然であることを学んだ」「自分の中の普通で物事を判断せず、相手をまず知ろうとするようになった」「日本に帰ってきてからは、より人の作業の文脈にあわせた支援を心がけるようになった」といった記述がありました。元来、作業療法士は対象者の個別性を大切にします。海外で作業療法士として活動してみると、当たり前や常識といった概念に捉われず、異文化といった「違い」を理解しようと試みる、これはリハビリテーションやケアの世界で言い換えるならば、対象者の全人的理解、あるいは対象者に寄り添うといった言葉に一歩近づくプロセスと捉えることができるかもしれません。昨今、日本では急速な高齢化の進行から地域包括ケアシステム構築と推進が盛んに謳われています。わたしたちが積極的に関わろうとしているこの〝地域〟は、エリアではなくコミュニティーを指します。コミュニティーの語義は、人が住んでいる場所としての町や村のことです。地域包括ケアシステムの実現へ向けて、「対象者に寄り添う」や「その人の住み慣れた地域で、その人らしい生活を営む」といった言葉を散見します。その人らしい生活とは何でしょうか。「わたしは、わたしのとても狭い見識と想像力の世界で、目の前の対象者の『らしさ』を理解し、在り方を押し付けてはいないだろうか」「当たり前という言葉にのみ込まれて、身近にある誰かの不都合や不自由を見過ごしていないだろうか」その一層強い懸念をもたらしてくれたのは、他でもなく海外で作業療法士として働いた経験です。

わたしたちにできること

ここまで書いておきながらと呆れられるかもしれませんが、わたしは海外旅行や海外移住、あるいは海外ボランティアへの従事を推奨したいわけではありません。大切なことは、身の回りの人や物事、海の向こうで生活する人や物事、いろいろなことに関心を持つことだと思います。そして知り得たことは人に伝えていくことも また大切であると思います。わたしは日本の医療機関で働いていた頃、リハビリテーションの手技や診療報酬の改定など医療福祉制度のことばかりに関心を寄せていました。タイに住んで、JICA海外協力隊を通して知り合った各国の知識人や友人たちと交流することで、ささやかだけれどもわたしにできること、日本や世界で起きている耳を塞ぎたくなるような事実などについて知ることができました。

わたしたちは単に「知らない」というだけで、どこかで絶え間なく起こり続ける問題に対し、何ができるのか考える機会さえ巡ってこないのです。

さて、みなさんはご存じでしょうか。アジア全体で少子高齢化が進んでいることを。[6] 日本は人口減少により経済規模が縮小するなかで、高齢化が社会保障費をさらに増大させるという状況を迎えています。しかしその一方で、世界の中でもいち早く少子高齢化を迎え、それら諸問題の対処に関して多くの経験を持つことは強みでもあります。現在、中国やタイなどのアジア各国の人々が、日本の取り組みや先端機器の視察に訪れています。ケアのシステム、医薬品、福祉用具や介護ロボット等の先端機器に代表される医療・介護・健康関連産業は、今後、高齢社会を迎えるアジア諸国においても高い成長が見込まれているのです。[7]

さて、みなさんはご存じでしょうか。平成30年にわが国の外国人労働者数は約146万人となり、2007年に届け出が義務化されて以来、過去最高を更新したことを。中でも熊本は外国人労働者の増加率が高い県と公表されています。[8] みなさんはご存じでしょうか。2016年の熊本地震の折、日本に在住する外国人がどのような不安や不自由を感じていたのかを。日本で学びたい、働きたいという希望をもって、それが実現できたとしても、母語が通じないということは、大変、不安なことです。「郷に入っては郷に従え」ということわざがありますが、周囲の情報を正しく入手できなければ従うことすら難しいのです。例えば熊本地震発災時、小学校等の避難所に行ったものの、情報が日本語だけのために日本人の行動についていけず、避難所を退去するケースが多く報告されたそうです。これらの問題に対して発災直後からこれまで、熊本市をはじめ種々の団体がさまざまな支援を展開しています。そして当然のことながら、日本で学ぶ、働く外国人は一方的に支援される存在ではありません。多くの熊本在住の外国人が避難所運営に携わったり、高齢者住宅へペットボトルの水を配ったりしています[9]。彼らはわたしたちと同様、地域を担う構成員なのです。

ここ数年を遡《さかのぼ》ると、2013年に五輪招致活動の最終プレゼンテーションを契機として「おもてなし」という言葉が頻繁に取り沙汰されるようになりました。2020年の東京五輪まであと1年、外国人観光客を迎える準備で忙しい昨今ですが、果たして「おもてなし」という人の「心遣い」が向けられるのは観光客だけで十分なのでしょうか。

最後に、日本作業療法士協会の新しい作業療法の定義を紹介します。それは次のようなものです。

「作業療法は、人々の健康と幸福を促進するために、医療、保健、福祉、教育、職業などの領域で行われる、作業に焦点を当てた治療、指導、援助である。作業とは、対象となる人々にとって目的や価値を持つ生活行為を指す」そして注釈の中で作業療法の対象を次のように説明しています。「作業療法の対象となる人々とは、身体、精神、発達、高齢期の障害や、環境への不適応により、日々の作業に困難が生じている、またはそれが予測される人や集団を指す」

困難を広義に捉えるならば、わたしたちがお手伝いできる方は高齢者や障害者にとどまらないはずです。そして障害の捉え方も、決して心身の不自由にとどまらないはずです。わたしたちもまたさまざまな困難に直面し、その度に多くの人と協力して、大小問わず問題に対応しています。さて、みなさんの家族に、友人に、知人に、あるいはお住まいの地域の人たちに、日々の作業に困難を感じている人はいませんか。そういう視点で周囲を見渡してみたとき、わたしたちにできることは思いのほか、たくさんあるということに気づくのではないでしょうか。同時にこのような視点で作業療法について見つめると、わたしは作業療法の職域の可能性を感じずにはいられません。

（注1）ＪＩＣＡ海外協力隊：日本の政府開発援助（ＯＤＡ）を一元的に行う実施機関である独立行政法人国際協力機構（JICA：Japan International Cooperation Agency）が実施する事業。①開発途上国の経済・社会の発展、復興への寄与②異文化社会における相互理解の深化と共生③ボランティア経験の社会還元という目的のもと、開発途上国からの要請（ニーズ）に基づき、それに見合った技術・知識・経験を持ち、「開発途上国の人々のために生かしたい」と望む人材を募集し、選考、訓練を経て派遣している。

（注2）アラブの春：２０１１年初頭から中東・北アフリカ地域の各国で本格化した一連の民主化運動のこと。この大変動によって、チュニジアやエジプト、リビアでは政権が交代し、その他の国でも政府が民主化デモ側の要求を受け入れることとなった。

（注3）スプリント：低音域熱可塑性プラスチックを材料にして作る装具。タイでは大抵、対象者の状態にあわせてオーダーメイドで作っていた。その目的は損傷部位の安静と固定、矯正や一部の機能補助等である。

（注4）自助具：運動機能に障害のある対象者のために、自力で日常の生活動作を行えるように工夫して作られた器具・道具をいう。

【引用文献】

（1）外務省　タイ王国基礎データ（２０１９年4月15日アクセス）
https：//www.mofa.go.jp/mofaj/area/thailand/data.html

（2）ＪＩＣＡ海外協力隊ホームページ（２０１９年4月15日アクセス）
https：//www.jica.go.jp/volunteer/spcontent/

（3）一般社団法人日本作業療法士協会国際部：作業療法士による国際協力のあゆみ.―青年海外協力隊・シニア海外ボランティアの活動報告―，一般社団法人日本作業療法士協会，pp22-46, 2018.

（4）厚生労働省　理学療法士・作業療法士需給分科会　資料6（平成28年4月22日）（２０１９年4月15日アクセス）
http：//www.mhlw.go.jp/stf/shingi/other-isei.html?tid=348780

（5）山口美和：ＰＴ・ＯＴのためのこれで安心コミュニケーション実践ガイド．医学書院．pp2-4, 2015

（6）大泉啓一郎：老いてゆくアジア 繁栄の構図が変わるとき．中公新書．pp3-39, 2012.

（7）経済産業省　アジアで進展する少子高齢化（２０１９年4月15日アクセス）
http：//www.meti.go.jp/report/tsuhaku2010/2010honbun/html/i2510000.html

（8）厚生労働省「外国人雇用状況」の届出状況まとめ（２０１９年4月15日アクセス）
https：//www.mhlw.go.jp/stf/newpage_03337.html

（9）熊本市国際交流振興事業団　２０１６熊本地震外国人被災者支援活動報告書（第一版）（第二版）（２０１９年6月10日アクセス）
http：//www.kumamoto-if.or.jp/topics/topics_detail.asp?ID=8887&LC=j

思慮と仁愛を大切にする作業療法士

熊本保健科学大学

山野　克明

はじめに

熊本保健科学大学には、「知識」「技術」「思慮」「仁愛」という四綱領があります。２００９年８月に発刊された『学校法人銀杏学園　熊本保健科学大学創立50周年のあゆみ』を見ると、当時の小野友道[1)]学長が「50周年を機に本大学の基本理念を『知識』『技術』『思慮』『仁愛』の四つに凝縮して謳うと決めていた」と述べておられます。

ここで言う本学の基本理念は次の四つです。

1．保健医療分野に関する専門知識の教育と研究を行う
2．人間と社会に深い洞察力をもつ人材の育成
3．高度な知識と技術を有し、保健医療分野に貢献できる人材の育成
4．豊かな人間性を備え、創造性に富む、活力ある人材の育成

この基本理念をあらためて見ると、知識と技術という言葉は明記されていますが、思慮と仁愛という言葉は見当たりません。たしかに、これらの言葉が持つ意味をはっきりと説明することは

難しいことと思います。しかし、この思慮と仁愛は作業療法士としてかけがえのない大切な言葉であるように思います。

本稿では、「作業療法士が臨床現場において専門職として大切にしているものは何か」という問いについて、四綱領にある「思慮」と「仁愛」に焦点をあてながら倫理学的な思考によって明らかにしていきたいと思います。

作業療法士について

作業療法士とはいかなる専門職であるか

まず、作業療法士とはいかなる専門職であるかについて、「作業」という言葉に焦点をあてて解説したいと思います。

リハビリテーション医療に携わる専門職には作業療法士の他に理学療法士と言語聴覚士という職種があります。この中で作業療法士は他の専門職と比較してわかりにくい職種だと言われます。恐らく、その理由としては「作業」という言葉のわかりにくさが挙げられると思います。『広辞苑　第六版』には作業について「肉体や頭脳を働かせて仕事をすること。また、その仕事」と書かれており、その用語例として流れ作業や作業服が書かれています。よって、作業という言葉を広辞苑に書かれているままに受けとめれば、障害を負った対象者に対して何らかの仕事を促す医療専門職が作業療法士であるという解釈につながるとしても不思議ではないと思われます。

作業療法士が国家資格になったのは1965年ですが、それ以前においては、作業療法士のことを職能訓練士や職能療法士と呼ぶ医療従事者も実際に存在していました。[2] 国家資格としての作業療法士の法的根拠を示した『理学療法士及び作業療法士法の解説[3]』では、作業療法士が臨床で用いる「作業」として、絵画、音楽、勉学、衣服の着脱、家事、スポーツなどがあり、疾病の種類や障害の状況、過去の人生経験、心理的特徴など対象者の特性に応じた多くの種類があると記されていました。

Occupational Therapy（作業療法）ということ

世界で初めて作業療法士が医療の専門職として活動を始めたのは1917年の米国であると言われています。[4] 作業療法は英語で Occupational Therapy と表記します。そして、作業は Occupation と表記します。現在、市販されている多くの英和辞典もしくは和英辞典において、作業療法と Occupational Therapy は互いに対訳として表記されています。しかし、作業と Occupation については、ほとんどの辞典で対訳として示されていません。作業療法の本質を理解するためには、作業療法の作業にあたる Occupational という単語の中に秘められた意味について、少し深く考える必要がありそうです。

米国で作業療法士がその実践を始めた源流は、19世紀後半に英国で始まり、間もなく米国に拡大したアーツ・アンド・クラフト運動にあるとされています。アーツ・アンド・クラフト運動とは産業革命がもたらした社会や経済活動の変化が伝統的な装飾美術を商業主義に変えてしまったことに対抗し、装飾美術の復興を目指した運動のことです。米国ではアーツ・アンド・クラフト運動が広まってから間もなく、美術工芸など作品を作る活動を患者の治療に役立てようとする動きが広まりました。ここで中心的な活動を行ってきた人たちは、病気によって障害を被《こうむ》った患者が作品を作ることで心身の回復をもたらし、健康を取り戻すという医学的効果があることを見出します[4)]。そこで、これらの活動は作業（Occupation）と名付けられ、医師の指示に基づいて作業を用いる医学的な治療の一種として作業療法（Occupational Therapy）と呼ぶようになりました。

リハビリテーション医療を担う専門職には、作業療法士の他に理学療法士と言語聴覚士という職種があります。理学療法士は英語でPhysical Therapyと書きます。ここで言う、Physicalとは身体を意味します。また言語聴覚士はSpeech-Language-Hearing-Therapistと表記します。Speechは話すこと、Languageは言葉、Hearingは聞くことを意味します。どちらも職種の表記を見ただけでその専門職がどのような役割をしているのか、その大枠をつかむことができます。

それに対して、先述したように作業療法の「作業」にあたる対訳はOccupationalです。Occupationalを手もとの英和辞典（『ジーニアス英和辞典　第4版』）で調べると「占領（占有）の」「職業の」「職業に関係のある」と書かれています。しかし、この訳をそのまま受け止めるだけでは、作業療法士の役割が職業訓練に限られるような印象になってしまいます。これでは、先述した作業療法士の実践とOccupationalとがかみ合いません。

Occupationalは Occupationの形容詞形になります。一方、動詞形はOccupyです。このOccupyを手もとにある『ジーニアス英和辞典　第4版』で調べると、「（人、心、注意など）をひきつける、夢中にさせる、（人の心が苦労などで）占められている」と書かれています。このことから、Occupationalとは人があることを行おうとする、もしくは行っている中で、心の中が満たされる、もしくは一生懸命になっているという心の状態を表すと解釈できます。つまり、作業療法士は疾病や障害などによって心が満たされない人、一生懸命に何かをすることができなくなった人を支える専門職であるということが言えます。

ただ、作業療法士以外の専門職であっても、心が満たされない人や一生懸命に何かをすることができなくなった人を支えることはあると思います。Occupationalという言葉にはもっと深い意味がありそうです。さらに探ってみたいと思います。

人は日々の生活の中でさまざまなことに関心を持ち、さまざまなことを実践し、さまざまな結果に一喜一憂します。自分自身にとって関心の高い物事に取り組もうとするときには、みな一生懸命になることでしょう。そして、関心に基づいて実践したことがよい結果をもたらしたときには、うれしさや達成感で心が満たされると思います。

しかし、人は必ずしも関心の高い物事だけに取り組む訳ではありません。関心を持たない、あるいは明らかに取り組みたくないものでも向き合わなければならないことが少なからずあると思います。そして、よい結果をもってうれしさや達成感で心が満たされるばかりとは限りません。その人にとってよくない結果につながることもあるでしょう。悲しさや無能感に苛《さいな》まれるときもあると思います。それでも、一生懸命取り組んだことは、その多くがその人にとって何らかの意味を持つはずです。しぶしぶ取り組んだことでも、よい結果をもたらさなかった場合でも、取り組んだ実践の過程（プロセス）はその人にとって意味あるものになりえると思います。つまり、関心が低かったとしても、結果が悪かったとしても、その人はプロセスによって救われることができ、弱いながらも心を満たすことにつながり得ると思います。ですから、このときの心の状態もOccupationalな状態であると考えることができます。

「生活」と「作業」とは同じではない

このように考えるとOccupationalの訳語は作業ではなく「生活」であるという声があがるかもしれません。たしかに、Occupationalな心の状態が日々の生活の中に存在するのであれば、作業療法士は人々の生活を支える専門職であるという解釈につなげることができます。これは正論です。しかし、Occupationalには生活という言葉では片づけられないもっと深い意味があります。

先ほど、私は関心、実践（取り組み）の過程、結果という三つのことが日々の生活の中にあると書きました。ここでいう関心の持ち方は十人十色です。人々にとって望ましい生活は何かという問いを出すと、多くの人は直観的に収入がどの程度必要とか、マイホームはあった方がよいなどという理想的な生活モデルを掲げると思います。しかし、すべての人が一律に同じような生活モデルを望ましいと考えるとは限りません。人が持つ理想はそれぞれの人で多かれ少なかれ異なっています。この「人によって異なる」ということに作業の重要なヒントが隠されているのです。

世界中の作業療法士で構成された職能団体である世界作業療法士連盟（World Federation of Occupational Therapists：WFOT）[5)]は２０１２年に作業（Occupation）を次のように定義しました。

作業とは、人々が一人の人間として家庭の中で地域とともに時間を占有し、意味あるものをもたらし人生の目的へ向かって行う毎日の活動のことをいう。作業には人々が行うことを必要とするもの、欲するもの、期待されるものが含まれる。（訳は筆者による）

ここで言う意味あるものとは、その人にとって人生のある場面に応じた意味ある何かを指します。ですから、意味あるものは「その人にとってその時点において価値あるもの」と言い換えることができます。ここから、作業とはその人の価値観に基づいた何らかの活動であると捉えることができます。この価値観とはその人の人生観、もっと広く言うとその人の世界観から生み出されるものです。そこには、その人のライフストーリーやその人が暮らす社会の中での文化や人間関係、信仰する宗教など数多くの背景があります。この背景は生活という言葉の概念と比べると、個々の人によって異なるという主観的な意味合いが強いものです。

それでも、人は自身の主観的な価値観によってこそ生きる力を発揮しようとします。ですから、作業の本質はその人の価値観に沿った生きる力を発揮する何らかの行為であるということができます。Occupational とは、この個人の主観的な価値観の中で心を満たしている状態のことを言います。これらのことから、作業療法士はリハビリテーション医療の中で個人の価値観を大切にし、それを支えることを実践しようとする専門職であるということができるのです。

「思慮」と「仁愛」について考える

次に、本学の四綱領である思慮と仁愛とは何かについて考えていきます。まず、手もとにある国語辞典（『広辞苑　第六版』）を引いてみると、思慮とは「注意深く考え思うこと、思いめぐらした考え」とあります。一方、仁愛とは「めぐみいつくしむこと、いつくしみ、思いやり、なさけ」と書かれています。

これらを本学の基本理念にあててみますと「人間と社会に深い洞察力」や「豊かな人間性」「創造性に富む」といった言葉が当てはまるように思われます。ただ、その一方で、単にこれらの言葉を並べただけでは思慮と仁愛の意味を十分に捉えていないようにも思われます。そこで、本学の四綱領にある思慮と仁愛とは何かについて、深く考えてみたいと思います。

思慮とは何か

まず、思慮とは何でしょうか。人が生きていく上での思慮の重要性を説いたのは、古代ギリシアの哲学者であるアリストテレスのようです。したがって、思慮とは何かを考える上でアリストテレスの思想に依拠することは必然的であると思われます。

アリストテレス[6]はその著書『ニコマコス倫理学』の中で、思慮深い人について次のように述べています。少し長いですが引用します。

思慮深い人の特徴と考えられているのは、自分自身によって善《よ》い、利益になるものについて、部分的にではなく立派に思案できることである。「部分的にではなく」とは、たとえば健康のためにとか強靭さのためにどういったものが善いのかを思案するのではなく、人生全体として善く生きるためにはどういったものが善いのかを思案するということである。[6]

アリストテレスは思慮深い人の特徴として、「人生全般について善く生きるためにはどういったものが善いかを思案できる人」と言及しています。

ここで「善く生きる」という言葉が出てきます。善く生きるとはどのように生きることでしょうか。そもそも「善い」とはどのようなものでしょうか。アリストテレス[7]は善を「あらゆるものが目指すもの」と表現しています。ここで言う目指すものとは目的もしくは目標と言い換えることができます。そうすると「善く生きる」とは、「目指すべき目標に向かって生きる」と捉えることができそうです。それでは、どの人にとっても究極の最終目標、すなわち最高の善とは何でしょうか。アリストテレス[7]はそれを「エウダイモニア（幸福）」であると説きました。この考えはアリストテレスが生きていた古代ギリシア時代のものですが、今でも、ほとんどの人は幸福な人生を送りたいと思っているのではないでしょうか。ただ、ここで何をもって幸福とみなすのかは難しい問題です。ですから、この話はあとで述べたいと思います。

次に、「思案する」という言葉が出てきます。人生全般において私たちは善く生きるために何を思案するのでしょうか。思い浮かぶのは受験校や就職先といった自身の進路でしょうか。また、結婚相手を誰にするとか新築の家をどこに建てるなどという生活に関連することでしょうか。そうすると、思案することは選択と決断という二語に言い換えることができます。しかし、ここで言う思案するということは、選択することや決断することという行為の結果を示すだけではありません。むしろ、その前の段階において善く生きるためのある行為の目的のための手段をいろいろと考え、どれを選択すれば有益か、そして無視してもよい選択はどれかを知覚する過程を意味するのです。アリストテレス[8]はこのような能力を有する人は、自分自身のことだけでなく、他者に対する物わかりのよさがあり、すぐれた察しのよさがあると述べています。アリストテレスはこの物わかりのよさや察しのよさがある人を思いやりのある人、すなわち思慮深い人と言ったのです。このことをもとに、思慮とは「その人のそのときにおかれた状況を適切に把握し、その状況に応じた適切な判断と行為を行うこと」と定義づけることができます。

仁愛とは何か

仁愛という言葉の意味については18世紀の英国におけるモラリスト（船木[9]によれば、モラリストとは人間を本性や情念や社会制度の関わりから探究しようとした人たちを指す）によって自己愛と対比する形で語られていました[10]。ジョセフ・バトラー[11]は仁愛を友情や同情、親子の情愛のように、他人に対する何らかの愛であると言いました[10][11]。バトラー[11]は自己愛を私的な善、つまり自分自身に対する幸福のためにあるものと捉えたのに対し、仁愛を他者もしくは社会に対する幸福のためにあるものと考えました[10][11]。

また、フランシス・ハチスン[12]は、人間には徳や悪徳を知覚し、それらを是認したり承認したりすることによって快楽や不快を感じるという道徳感覚があることを主張します[12)13)]。その上でハチスン[12]は、人間には自分以外の他者の幸福に対する欲求とそこから派生するやさしさなどの情動を知覚し、それらを是認している時においては、自分の私的な幸福について考えないと捉えました[13)14)]。ハチスン[12)14)]はこのことを仁愛であると主張したのです。

一方、ドイツの哲学者であるローベルト・シュペーマン[15]は、自己愛と他者に対する愛とを区別しない形で仁愛を「他者にとって有益なことを自分も同じように求めること」であり、「他者が追い求めているものを満たすこと」でもあると説きました。シュペーマン[15]は「自分を愛するがごとく、汝の隣人を愛せ」という聖書の言葉に基づき、人と人との関係の中で自分の生命は他者にとって有意味であることから「自分自身を大切に扱う」という動機が生まれることがあると考えました。そして、自身を「他者からみた他者」として知覚するとともに、他者を「第二の自分自身」として再認することが必要と考えました。ここからシュペーマン[15]は助けを求めているすべての人に対し、援助の手を差し伸べるすべての行為を仁愛の範型であると述べています。

ところで、仁愛によく似た言葉として「仁」があります。これは孔子の言葉として有名です。孔子自身が「仁」とは何であるかを明確に定義している訳ではないのですが、人が身につけるべき最も基本的な最高の徳であると解釈されています[16]。ここでいう仁については、『論語』の中で孔子が仁を「人を愛すること[17]」であると言っており、仁を愛情に関する徳と捉えるのが一般的な解釈のようです[14]。ただ、孔子が言う「仁」が意味する愛の性質については「己れの欲せざるところは人に施すなかれ」[15]とあるように、他人の心情を推し測る思いやりの心が根底にあるとも解釈されているようです。[16]

孔子の思想は、飛鳥時代にはわが国に伝わっていたようで、徐々に日本人にとって大切な倫理観の一つとして浸透していくわけですが、ここでは伊藤仁斎という江戸時代の思想家に注目したいと思います。伊藤は孔子の『論語』について、人間の生きる道が明らかにされている書であることを唱えました。伊藤は著書『童子問』の中で、あらためて「仁はつまるところ愛である」[18]と説きます。伊藤は仁について人をいたわり思いやることを意味する「惻隠の心」の典型であると言い、愛を他人の不幸に対する同情の心であるとし、人の心を広く包む慈愛の心と解釈します。[19]つまり、伊藤は「仁」について、他者との関係が身近な家族のようなものになるという人倫関係の中で成り立つ道徳であると解しました。そして、相手が何か過ちを犯した場合、憎み軽蔑するのではなく、相手の過ちのやむを得ないところを思いやるという愛の心が必要であると説いたのです。

伊藤はその思想の中で「仁愛」という言葉そのものを使っている訳ではありません。ただ、常に他人をいたわり思いやりながら、他人が幸福になるために何かを考え行為することの大切さを重視する立場は、前述した英国やドイツの思想家が言う「仁愛」に似通ったものがあるように思われます。

これら西洋と東洋の思想家たちの見解をまとめると、仁愛とは「助けを求めている人や不幸の状態にあるすべて人に対し、分け隔てなくその人を思いやり援助の手を差し伸べる姿勢」と定義づけることができます。

「思慮」と「仁愛」を大切にする作業療法士

ここまで、思慮と仁愛の意味について明らかにしてきました。ここからは作業療法士が思慮と仁愛を大切にする専門職であることについて述べていきたいと思います。

先ほど、作業療法士は人の価値観を大切にする専門職であると述べました。それでは、作業療法士は個人の価値観をどのような形で支えようとするのでしょうか。本来、個人の価値観というものはその人だけものということができます。しかし、私たちは自分だけのものである価値観を外に向かってひけらかすだけで生きていく訳にはいきません。なぜなら、私たちは常に家族や友人、職場の同僚、地域の人々との共同体の中で生きているからです。私たちが持つ価値観はこの共同体の中で、時には共感され、時には対立しながら育まれていきます。

人の価値観は、その人がこの世に生を受けてからその生涯を閉じるまでの間において、他の人や社会との関係の中において移ろいでいきます。作業療法士はその人のその時々の価値観を理解し、その人の世界観の中でその人に対する共感と愛情を備えながら、その人を支えようとするのです。ただし、その人の価値観というものは目に見えません。言葉で簡単に表出できるものでもありません。ですから、作業療法士はその人の気持ちを察し、その人のことを理解しながら、形となって現れないその人の価値観を察し、その人が生きる力を発揮するために目指したいと思う目標とは何か、そして、その目標に達するためには何を支援すればよいかなど、いろいろなことを思案するのです。

では、ここで言う目標とは何でしょうか。作業療法士は対象者に対して作業療法を実践するにあたり、作業療法計画を立案します。作業療法計画は多くの場合、対象者の障害の程度を把握するために行われる評価の結果、評価結果から導き出される問題点と介入の方針、具体的な作業療法の内容、作業療法の実践を通して達すると推測される状態を意味する目標で構成されます。この目標に達するということは対象者にとって善いことです。

先述したアリストテレス[7]は「いかなる技術も、いかなる研究も、同じくまたいかなる実践や選択も、ことごとく何らかの善を希求している」と述べています。作業療法の実践もアリストテレスの言う技術や実践の中に含まれると考えると、作業療法士は専門職として対象者にとって何らかの善を満たすことができる状態を推測して目標と設定しているということができます。そして、アリストテレスは善の究極にあるものを幸福と捉えました。スケールの大きい話に聞こえるかもしれませんが、作業療法士は対象者の幸福のために作業療法を実践していると言っても過言ではないと考えています。

「思慮」と「仁愛」を通して人の幸福に関わる作業療法士

ここで、あらためて幸福について考えたいと思います。幸福とは何かという問いについては、これまで多くの人がその人なりのすばらしい答えを出しています。ここでは、作業療法士が人の幸福にどのように関わるのか、考えてみたいと思います。

わが国における作業療法士の全国的な職能団体である日本作業療法士協会[20]は2018年5月26日に作業療法の定義を改定しました。ここでは幸福という言葉が次のように使われています。

作業療法は、人々の健康と幸福を促進するために、医療、保健、福祉、教育、職業などの領域で行われる、作業に焦点を当てた治療、指導、援助である。作業とは、対象となる人々にとって目的や価値を持つ生活行為を指す。

ここで言う幸福ですが、欲求が満たされた状態や快楽が得られたという、ある事象によって得られた結果としての心の状態を示すだけのものではありません。結果の善し悪しだけで幸福か否かが決まるのだとすれば、その結果が悪しきものであった場合、救われるものは何もありません。ここでは、ある事柄に対する関心や欲求、ある事象が起こっている最中でのその人の心身の変化も幸福であるか否かとして扱われます。

アリストテレス[7]は著書『ニコマコス倫理学』の中で幸福の原語を「エウダイモニア」と記しています。これは人々がよい人生を送ることや立派になるということであり[7]、自らの力でよい生き方の道筋をつくるというニュアンスに近いものです。つまり、「エウダイモニア」としての幸福は状態ではなく活動を表します[7][21]。作業療法の定義にある幸福の意味は、このエウダイモニアと近いと解釈することができます。

アリストテレス[7]はこの幸福に至るまでの人間にとっての善を得るために必要不可欠なものを、人が有する性格的な卓越性としての徳に基づく魂の活動と述べています。ここでいう「性格的な卓越性としての徳」とは簡単にいうと「良い人柄」を意味します。そして、魂とは最も人間らしい精神的生としての生命（生魂）を意味します[22]。すなわち、その人のよい人柄に基づいて自らの人生において人間らしく行為することが魂の活動であり、この魂の活動が人の幸福のために必要不可欠であるという訳です。

作業療法士は対象者の幸福のために、この魂の活動をもって、対象者が自らよい生き方の道筋をつくるための支援に関わる専門職です。具体的には、作業療法士は徳をもって、対象者が悩んだり困っていることに共感し、何を求めているのかを理解し、対象者の価値観を尊重しながら未来における最も善い人生を考えるのです。そして、作業療法士はその人の人生における目標の実現のために一緒に考え、その都度「何をすべきか」という選択をしながら、分け隔てのない愛情をもって手を差しのべ続けるのです。このことによって対象者はOccupationalな心の状態、すなわちoccupational stateに至ることができ、それを保つことができます。これらをもって、作業療法士が思慮と仁愛を大切にする専門職であるということができると思います。

おわりに

本稿では、「作業療法士が臨床現場において専門職として大切にしているものは何か」という問いについて「思慮」と「仁愛」に焦点をあてながら明らかにしようとしてきました。私はこれまで述べてきたことから、この問いに対する答えを「作業療法士は常に対象者とともにある」という専門職としての心だと説きたいと思います。

作業療法士が対象者の幸福を目指すために、対象者に共感し、対象者を理解し、対象者の価値観を尊重し、対象者の未来を察し、その時々に応じた適切な判断をするという一連の行為は目に見えにくく分かりにくいものです。それでも、作業療法士はこの分かりにくいものを分かる形にしながら常に対象者とともにあろうとするのです。この営みは、思慮と仁愛を大切にする作業療法士としての支えになっているのです。

【引用文献】

(1) 小野友道：次の50年に夢を繋ぐ変革を目指そう．熊本保健科学大学50周年委員会編：学校法人銀杏学園　熊本保健科学大学創立50周年のあゆみ．学校法人銀杏学園　熊本保健科学大学，p.4, 2010.
(2) 砂原茂一：理学療法士・作業療法士法成立のころ．理学療法と作業療法　11(8)：591-597, 1977.
(3) 厚生省医務局医事課編：理学療法士及び作業療法士法の解説．中央法規出版，pp.46-48, 1965.
(4) 佐藤善久：世界の作業療法の歴史．杉原素子編：作業療法概論　第3版．協同医書，pp.88-99, 2010.
(5) World Federation of Occupational Therapy：Definition "Occupation"
(http://www.wfot.org/aboutus/aboutoccupationaltherapy/definitionofoccupationaltherapy.aspx)（２０１8年8月8日閲覧）
(6) アリストテレス（渡辺邦夫・立花幸司訳）：ニコマコス倫理学（下）．光文社，pp.44-49, 2016.
(7) アリストテレス（渡辺邦夫・立花幸司訳）：ニコマコス倫理学（上）．光文社，pp.22-71, 2015.
(8) アリストテレス（渡辺邦夫・立花幸司訳）：ニコマコス倫理学（下）．光文社，pp.71-76, 2016.
(9) 船木亨：モラリスト．大庭健，井上達夫，加藤尚武，他編：現代倫理学事典．弘文堂，p.828, 2006.
(10) 柘植尚則：イギリスのモラリストたち．研究社，pp.61-64, 2017.

（11）Joseph Butler：Sermonl Upon Human Nature. David McNaughto（ed.）Joseph Butler Fifteen Sermons & Other Writings on Ethics. Oxford University Press, pp17-25, 2017.
（12）ハチスン・F：美と徳の観念の起源．玉川大学出版部，pp108-123, 2010.
（13）柘植尚則：イギリスのモラリストたち．研究社，pp79-96, 2017.
（14）ハチスン・F：美と徳の観念の起源．玉川大学出版部，pp187-204, 2010.
（15）シュペーマン・ローベルト（宮本久雄，他監訳）：幸福と仁愛．東京大学出版会，pp88-111. 2015.
（16）金谷治：孔子．講談社，pp.65-68, 1990.
（17）金谷治訳注：論語．岩波書店，pp224-245, 1999.
（18）伊藤仁斎（清水茂校注）：童子問．岩波書店，p73, 1970.
（19）子安宣邦：伊藤仁斎の世界．ぺりかん社，pp69-72, 2004.
（20）日本作業療法士協会：日本作業療法士協会　作業療法の定義（http：//www.jaot.or.jp/about/definition.html）（２０１８年9月28日閲覧）
（21）菅豊彦：アリストテレス『ニコマコス倫理学』を読む．勁草書房，pp36-42, 2016.
（22）今道友信：アリストテレス．講談社、pp265-266, 2004.

【参考文献】
山野克明：作業療法士の自律性と独自性．櫂歌書房，2017．

あとがき

本書が最初に企画されたのは、平成25（２０１３）年に保健科学部リハビリテーション学科作業療法学専攻の専攻名が生活機能療法学専攻へ変更となった直後だと伺っています。私は専攻名が変更となった後に着任しましたが、この変更にあたっては、当時携わった多くの方々のご苦労があったと聞いています。それでも現在、専攻名にこそ記されていませんが、専攻内の学風は「作業療法」で満ち溢れています。学生たちが内に秘めている「作業療法士を目指す強い志」は、教員として頼もしいばかりです。

本書のタイトルは「作業療法士ってすばらしい～熊本の未来を担う作業療法士の活躍～」としました。一般の方々が普段あまり目にすることのない作業療法士の実践を活字にし、未来につなげたいと思った気持ちをタイトルに込めました。手前味噌で恐縮ですが、私は作業療法士が、他のどの専門職よりも「人びとのニーズに呼応した質の高い実践を先駆的に行っている」と実感しています。本書を通して多くの人に作業療法士のすばらしさを伝えることができれば、これ以上のよろこびはありません。本書に記された作業療法士の営みが、我々の後輩に受け継がれ、さらに磨きをかけられながら、人々の幸福につながることを期待します。

責任編集者　山野　克明

本書の表紙には熊本保健科学大学で作業療法士を目指す東千尋さんが描いたイラストを飾らせて頂きました。東さんには「作業療法らしいイラスト」とだけ注文したのですが、私の期待をはるかに超えた、とても素敵でブックレットにふさわしいものになりました。心から感謝申し上げます。

最後に、本書を編集するにあたりご協力を頂いた熊本保健科学大学事務局企画課の皆さまに深謝申し上げます。特に勝木康子企画課長には企画から編集作業を終えるまでの長い年月を温かく、そして辛抱強く見守って頂きました。あらためて感謝申し上げます。

熊本保健科学大学ブックレット 07

作業療法士ってすばらしい
～熊本の未来を担う作業療法士の活躍～

2019 年 8月5日　発行

責任編集　山野克明
発　　行　学校法人銀杏学園 熊本保健科学大学
〒861-5598　熊本市北区和泉町 325
TEL 096-275-2111（代表）
http://www.kumamoto-hsu.ac.jp/
企　　画　熊本保健科学大学　企画課
制　　作　熊日サービス開発株式会社出版部
〒860-0823　熊本市中央区世安町 172
TEL.096-361-3274
印　　刷　株式会社城野印刷所

ISBN978-4-908313-50-9　C0347

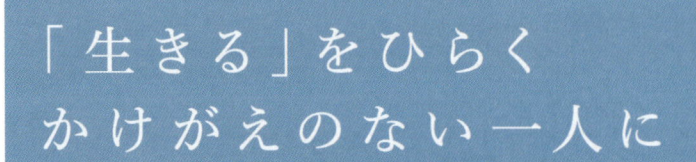

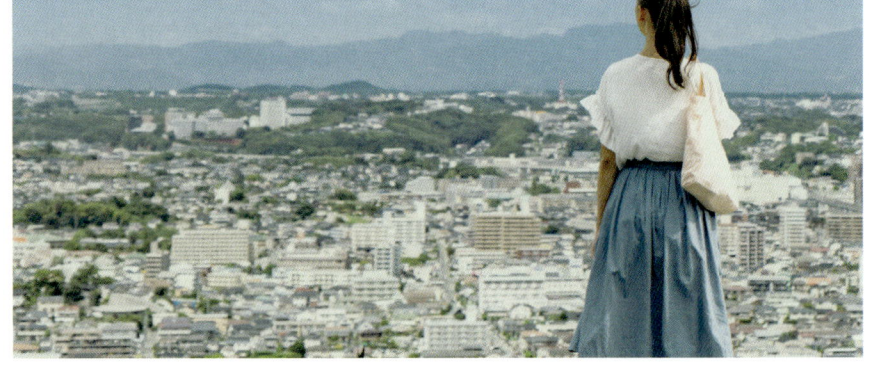